Nebelwelten

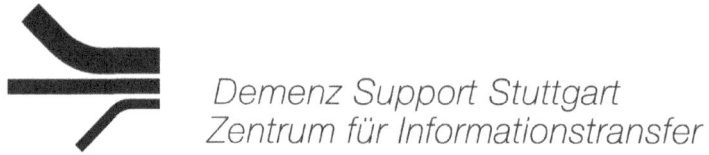

Demenz Support Stuttgart
Zentrum für Informationstransfer

Der Autor

Peter Wißmann ist Geschäftsführer und wissenschaftlicher Leiter der *Demenz Support Stuttgart gGmbH* sowie stellvertretender Vorsitzender der *Aktion Demenz e.V.*
Gemeinsam mit dem Gerontologen Michael Ganß gibt er die Zeitschrift *demenz.DAS MAGAZIN* heraus.

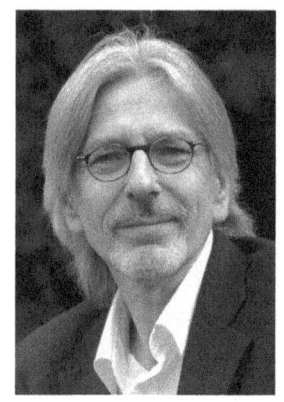

Peter Wißmann

Nebelwelten

Abwege und Selbstbetrug in der Demenz-Szene

Mabuse-Verlag
Frankfurt am Main

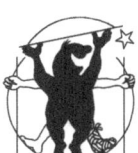

Bibliografische Information der Deutschen Nationalbibliothek

Die Deutsche Nationalbibliothek verzeichnet diese Publikation in der Deutschen Nationalbibliografie; detaillierte bibliografische Angaben sind im Internet unter http://dnb.d-nb.de abrufbar.

Informationen zu unserem gesamten Programm, unseren AutorInnen und zum Verlag finden Sie unter: www.mabuse-verlag.de.

Wenn Sie unseren Newsletter zu aktuellen Neuerscheinungen und anderen Neuigkeiten abonnieren möchten, schicken Sie einfach eine E-Mail mit dem Vermerk „Newsletter" an: online@mabuse-verlag.de.

© 2015 Mabuse-Verlag GmbH
Kasseler Str. 1 a
60486 Frankfurt am Main
Tel.:   069 – 70 79 96-13
Fax: 069 – 70 41 52
verlag@mabuse-verlag.de
www.mabuse-verlag.de

Lektorat: Sonja Siegert, Köln
Satz: ffj – Büro für Typografie und Gestaltung, Frankfurt am Main
Umschlaggestaltung: Marion Ullrich, Frankfurt am Main
Umschlagfoto: © Peter Wißmann/Demenz-Support Stuttgart

Druck: CPI – Clausen & Bosse, Leck
ISBN: 978-3-86321-235-3
Printed in Germany
Alle Rechte vorbehalten

Inhalt

Vorwort

Beim Sprechen über das Phänomen Demenz wird gerne das Bild einer verschwommenen Nebelszenerie verwendet. Es soll zum Ausdruck bringen, dass für den demenziell betroffenen Menschen die Konturen der Realität verschwimmen und er in einer nicht fassbaren Nebelwelt umherirrt. Von *dieser* Nebelwelt soll in meinem Buch nicht die Rede sein. Ich möchte mich stattdessen *der* Nebelwelt zuwenden, in der sich große Teile der deutschen, aber nicht allein der deutschen Demenzszene bewegen. Der Begriff der Demenzszene selbst ist in gewisser Weise „nebelig". Unter ihm fasse ich all diejenigen Personen und Institutionen zusammen, die in irgendeiner Weise mit dem Thema Demenz zu tun haben. Wollte man alle aufzählen, würde man viele Seiten benötigen. Zur Demenzszene im gemeinten Sinne zählen beispielsweise: Altenpfleger und andere berufliche Betreuungskräfte, pflegende und nicht-pflegende Angehörige, Ärzte und Therapeuten, Politiker und Sozialarbeiter, Wissenschaftler und Publizisten, ehrenamtlich tätige Menschen und engagierte Bürgerinnen und Bürger, Mitarbeitende aus Verbänden und Projekten. Oder anders ausgedrückt: Pflege, Betreuung, Medizin, Familie, Politik, Gemeinwesen, Ehrenamt, Wissenschaft, Forschung, Pharmaindustrie, Medien, Kirchen und viele mehr.

Es wird deutlich: In der alternden Gesellschaft sind wir alle Teil der Demenzszene, ganz gleich, ob uns das bereits bewusst ist oder nicht. Und eine Gruppe wurde bei der oben stehenden Aufzählung nicht genannt, obwohl sie unmittelbar mit dem Thema Demenz verbunden ist: Gemeint sind alle Menschen, die mit kognitiven Veränderungen leben, ob man diese nun Gedächtnisproblem, Demenz, Gehirnalterung oder wie auch immer nennen mag. Leider spielen sie im Umgang mit dem Thema meistens nur eine Nebenrolle.

Seit mehr als dreißig Jahren bin ich aktiver Teil der Demenzszene und habe ihre Entwicklung verfolgen und mitgestalten können.

In dieser Zeit ist viel geschehen. Bei meiner ersten beruflichen Tätigkeit in der ambulanten Versorgung älterer Menschen galten Personen, die man heute in der Regel als „Demenzkranke" bezeichnen würde, als „verhuschte" oder „durchgeknallte" Alte, die man möglichst schnell wieder loswerden wollte. Sie störten. Lebten sie heute noch, würden sie die Welt nicht wiedererkennen. Eine Welt, in der „Demenz" zum Alltagswortschatz zählt, in der darüber allerorten gesprochen und geschrieben wird. In der es Betreuungsgruppen, Tagespflegeeinrichtungen und spezialisierte Wohnbereiche in Heimen gibt. In der die Bundesregierung eine „Allianz für Menschen mit Demenz" initiiert hat. In der die Demenz scheinbar mitten in der Gesellschaft angekommen ist.

Es ist wahr: In den zurückliegenden Jahren haben wir sehr viel Positives bewegt und erreicht. Also alles in Ordnung?

Nein, lautet meine Antwort. Denn neben dieser Erfolgsstory gibt es auch eine andere Seite der Medaille.

Worthülsen und Rituale

In großen Teilen der Demenzszene haben sich Biedermeierei und Behäbigkeit eingeschlichen. Man wird nicht müde, darauf hinzuweisen, wie weit man doch im Umgang mit sogenannten Demenzkranken gekommen ist, und feiert diese Erfolge gern. Jeder wähnt sich auf der Seite „der Guten", die dafür sorgen, dass es „unseren" Demenzkranken an nichts fehlt. Rituale werden abgespult, die das beruhigende Gefühl vermitteln, dass alles rund läuft. „Menschen mit Demenz – mittendrin!", lautet ein gern verwendeter Slogan, der als Zielbeschreibung in Ordnung ist, als Realitätsbeschreibung jedoch nur Rosarotmalerei bedeutet. Einen kritischer Blick – auch auf das, was klemmt und sich oft hinter den vielen plakativen Worthülsen und Ritualen verbirgt – trifft man selten. Es werden viele Nebelkerzen geworfen. Da kann man leicht die Orientierung verlieren. Ausdruck dieser Orientierungslosigkeit ist dann ein blinder Aktionismus – noch mehr Gremien, noch mehr der immer gleichen Aktionen, neue Therapien. Quacksalber und Scharlatane haben Konjunktur. Für jeden Unsinn, als neuester Schrei und natürlich wissenschaftlich untermauert deklariert, finden sich bereitwillige Abnehmer. Und wenn die ganzen Bushaltestellen und anderen Modekonzepte ihren Reiz verlieren, steht schon die nächste Sau bereit, um durchs Dorf getrieben zu werden.

Die Politik betont die Herausforderung des demografischen Wandels und reagiert darauf mit Verlautbarungen, Demografiegipfeln oder der Initiierung von Allianzen und Runden Tischen. In der Praxis wird das Thema Demenz jedoch immer noch zu stark auf den Aspekt der Pflege reduziert. Und so hangelt man sich von einem Pflegegesetz zum anderen und verliert sich in einer Reförmchenpolitik, die es kaum schaffen wird, der demografischen Herausforderung tatsächlich Herr zu werden.

Die jahrzehntelang propagierten lautstarken Versprechungen der pharmakologisch orientierten Forschung haben sich als Luftblasen erwiesen. Damit niemand bemerkt, dass der König nackt dasteht, gilt es auch hier, möglichst viele Nebelkerzen zu werfen.

Und während alle begierig die neuesten Vokabeln von Inklusion und Teilhabe aufsaugen und brav wiederholen, geschieht so gut wie nichts, um aus diesen Begriffen tatsächlich Realität werden zu lassen. Gleichzeitig findet eine Entwicklung statt, die auf immer mehr Separierung und Trennung im Demenzbereich hinausläuft – auf das Gegenteil von Inklusion und Teilhabe also!

Genau hinsehen, Probleme klar benennen

Kurzum: Es bedarf meines Erachtens eines Innehaltens, eines scharfen Hinschauens auf das, was gut funktioniert, und auf das, was schief läuft. Wir brauchen eine ehrlichen Einschätzung, wo wir heute tatsächlich bei dem Bemühen stehen, Menschen mit kognitiven Veränderungen zu unterstützen. Dazu gehört auch, dass man hinter die Kulissen wohlfeiler Worte schaut und klar benennt, wo Naivität und Selbstbetrug positive Entwicklungen behindern. Und: dass man seine Stimme gegen Tendenzen erhebt, die alte Strukturen und Ideologien zu festigen versuchen und unter dem Mantel einer progressiv angehauchten Rhetorik rückwärtsgewandt sind.

Dazu will dieses Buch einen Beitrag leisten. Es kommt nicht als nüchtern beschreibendes, scheinbar kühl analysierendes Fachbuch daher und schon gar nicht als wissenschaftliche Abhandlung. Es stellt vielmehr eine Art erweiterter Essay dar. Es basiert nicht allein auf der fachlichen Expertise des Autors, sondern zugleich auf den langjährigen persönlichen Erlebnissen und Erfahrungen als Teil der Demenzszene, die hier beleuchtet wird.

Ist es so, dass alle, die sich in der von mir so genannten Demenzszene tummeln, blind sind für das, was ich beschreibe? Bin ich also der einzig Hellsehende in einer Welt voller Nebel? Wahrlich nicht! Über das, was ich schreibe, führe ich immer wieder Gespräche mit anderen Menschen, von denen viele die Lage ähnlich einschätzen. Ich selbst greife seit vielen Jahren diese Themen in meinen Vorträgen und Artikeln auf – was oft zu spannenden und durchaus kontroversen Diskussionen führt. Der Gedanke zu diesem Buch kam mir, als ich mehrfach die Rückmeldung erhielt, dass mein Vortrag noch wochenlang für kontroverse Diskussionen bei den Teilnehmern der Veranstaltung gesorgt habe – und dass so etwas doch sehr positiv sei. Grund genug, diese Diskussion nun in Gestalt eines Buchs weiterzutragen. Gern richte ich daher einen ersten Scheinwerfer in den Nebel.

Lug und Trug

Oder: Von der Notlüge zur Scheinwelt

„Wann kommt denn endlich meine Tochter? Haben Sie schon meine Tochter gesehen?" Unruhig wendet sich die alte Dame an die Pflegekraft, die ihr auf dem langen Gang des Pflegeheims entgegenkommt. *„Sie kommt doch sonst immer um diese Zeit!"* Die Pflegerin ist schon fast an der Bewohnerin vorbei, da wendet sie sich noch einmal zu ihr um: *„Ihre Tochter wird sicherlich bald kommen. Haben Sie noch etwas Geduld."* Die alte Dame fragt weiter beunruhig nach ihrer Tochter, die Pflegerin bleibt einige Minuten bei ihr stehen und versichert ihr in ruhigem Ton immer wieder, dass die Tochter sicherlich schon sehr bald im Heim erscheinen werde. Sie sei doch völlig zuverlässig und deshalb bestehe kein Anlass zur Sorge. Die alte Dame könne sie aber gerne bis dahin ein wenig begleiten, sie müsse noch nach ein paar anderen Bewohnern schauen. Immer noch unruhig nimmt die Bewohnerin das Angebot der Pflegekraft an. Auf ihrem Weg kommen die beiden an einer Raumnische vorbei, an der ein Schild Auskunft darüber gibt, dass man es hier mit einer Bushaltestelle zu tun habe. Ein älterer Herr sitzt auf der unter dem Schild angebrachten Bank und stützt sich auf seinen Spazierstock. *„Und, wollen Sie wieder verreisen?"*, fragt ihn die Pflegerin. Der ältere Mann antwortet nicht. Die Pflegekraft und die alte Dame setzen ihren Weg fort.

Die Tochter der alten Dame hat ihre Mutter noch nie besucht, sie ist vor vielen Jahren mit ihrer Familie nach Australien ausgewandert und hatte nie einen guten Kontakt zu der Mutter. Die Haltestelle, an der der ältere Mann sitzt, ist keine wirkliche Bushaltestelle, sondern besteht nur aus einem Schild, einer Bank und der Kopie eines Fahrplans an der Wand des Heimganges. Die Einrichtungsleitung hatte das alles anbringen lassen, nachdem sie in einer Pflegezeitschrift von Bushaltestellen in Heimen gelesen hatte.

Wir alle kennen sie: die kleinen Lügen, zu denen man hier und dort greift, um eine unangenehme Situation zu umschiffen und sich schnell aus der Affäre zu ziehen. Da wird auf die Frage der Mutter: „Hast du dir schon die Zähne geputzt?", mit einem schnellen, aber unwahren Ja reagiert, weil draußen schon die Freunde warten. Obwohl das Lügen in unserem Wertesystem negativ besetzt ist, wird niemand einen anderen Menschen oder sich selbst deswegen verdammen. Nicht umsonst wird auch von Notlügen gesprochen: Jemand befindet sich in einer zumindest subjektiv als solche empfundenen Notlage und greift deshalb zum Mittel der Lüge. Während dergleichen also für die meisten Menschen in Ordnung zu sein scheint, sieht es bei der gezielten und bewusst eingesetzten, umfassenden Lüge oder Täuschung schon anders aus. Auch wer einer anderen Person planmäßig und über einen langen Zeitraum etwas vormacht, indem er ein Lügengespinst webt, dürfte sich mit dem Vorwurf unmoralischen Verhaltens konfrontiert sehen. Im moralischen Empfinden der meisten Menschen scheint es nicht in Ordnung zu sein, wenn ein Mann seiner Frau über Jahre den treuen Ehegatten vorspielt, in Wirklichkeit aber andernorts sein Liebesleben führt. Das Argument der Notlüge dürfte in diesen Fällen kaum auf Verständnis, der „Täter" hingegen auf massive Vorwürfe stoßen.

Doch denken wir nun einmal an die Lebenssphäre, in der es um die Pflege und die Begleitung von Menschen geht, die mit kognitiven Beeinträchtigungen leben. Dort wird seit Jahren in der Fachwelt eine Debatte um die Zulässigkeit von Lügen geführt. Ist es korrekt, wenn die Pflegerin im eingangs zitierten Beispiel die Heimbewohnerin in dem Glauben bestärkt, ihre Tochter würde bald kommen, obwohl dies niemals geschehen wird? Oder wenn eine Pflegekraft zu der demenziell veränderten alten Frau, die unbedingt das Heim verlassen möchte, sagt, dass ihr Sohn doch bald zu Besuch komme und sie deshalb nicht weggehen dürfe? Das sei eine zulässige und oft hilfreiche Notlüge zum Besten der Bewohnerin, argumentieren die Befürworter. Dem widersprechen die Kritiker: Jemanden zu belügen oder zu täuschen, könne keine akzeptable Basis für den Umgang mit Menschen sein – auch nicht, wenn deren kognitive Fähigkeiten eingeschränkt seien. Das Bedürfnis und die Gefühle der Dame zu thematisieren, statt sie durch Lügen zu verleugnen, sei hingegen ehrlich, und meistens könne dadurch eine schwierige Situation entschärft werden.

Gelegentlich wird nach meinem Eindruck diese Debatte eine Spur zu dogmatisch geführt. So wie jedem anderen Menschen in bestimmten Situationen das Recht auf eine kleine Notlüge zugestanden wird, so sollte das auch für Menschen in Pflegesituationen gelten. Wenn die Frau aus unserem Eingangsbeispiel in einer bestimmten Situation emotional so aufgeputscht wäre, dass Hyperventilation und Zusammenbruch drohten: Wer könnte es der Pflegerin verübeln, wenn diese das mit dem einfachen Satz: „Ihre Tochter kommt doch gleich!" aufzulösen versuchen würde? Es wäre völlig überzogen, auf die überlastete Pflegekraft mit einer gigantischen Moralkeule einzuschlagen.

Wenn solche Unwahrheiten aber zum Prinzip geraten, wenn nicht mehr überlegt wird, wie mit den Gefühlen der alten Frau so umgegangen werden kann, dass niemand auf Lügen zurückgreifen muss – dann haben wir es mit einer ganz anderen Qualität zu tun. Um gelegentliche Notlügen geht es in der Demenz- und Pflegeszene schon lange nicht mehr. Was wir hingegen seit einigen Jahren zunehmend erleben, ist die von interessierter Seite systematisch vorangetriebene Legitimierung von Lügen und Scheinangeboten als zulässigem Konzept in der Pflege und Betreuung. Indem Menschen mit kognitiven Veränderungen nicht nur dauerhaft Unwahrheiten gesagt werden, sondern für sie auch Angebote und Räume geschaffen werden, die fiktiv und vorgegaukelt sind, glaubt man den Betroffenen Gutes zu tun. Ohne Zweifel geht es dabei aber auch um die Entlastung der Pflegenden. Wenn ich Menschen mit virtuellen Angeboten beschäftigen oder bannen kann, treten diese, zumindest eine Zeit lang, nicht mehr als störend in Erscheinung. Der alte

Mann an der angeblichen Bushaltestelle ist beschäftigt: mit Warten auf einen Bus, der nie kommen wird. Wenn ich das mit der Vorstellung verbinden kann, es sei gut für ihn oder für andere Personen, lässt sich mit solchen Inszenierungen gut leben. So wie in der Filmkomödie „Good-bye Lenin!", wo einer staatstreuen Frau, die den Untergang der DDR verpasst hatte, nach ihrem Aufwachen eine DDR-Fake-Welt vorgespielt wurde.

Sicherlich steht in der Regel keine böse Absicht dahinter. Doch ist dieses Handeln deshalb automatisch angebracht und legitim?

Haltestellen, Bahnabteile, Strände – alles Schein

Vor einigen Jahren tauchte in der Demenzszene der erste Bericht über eine Bushaltestelle in einem Pflegeheim auf. Es gab Personen, die das für eine pfiffige Idee hielten, und andere, die Zweifel anmeldeten. Wenn ich heute Heime besuche oder Konzepte von Einrichtungen lese, stoße ich häufig auf Pseudo-Bushaltestellen. An den Wänden langer Gänge hängt dann ein H-Schild, unter dem man Platz nehmen kann. Meine Frage an Pflegende, was man sich davon in der Praxis verspreche, bleibt oft unbeantwortet. Falsche Bushaltestellen scheinen einfach trendy zu sein! Aber sie sind vielleicht ein eher harmloses Beispiel für einen allgemeinen Trend zu virtuellen Angeboten in Pflegeheimen.

In Ludwigsburg wurde vor einiger Zeit das von einem schweizerischen Vorbild übernommene, erste virtuelle Bahnabteil für demenziell veränderte Heimbewohner in Betrieb genommen. Hier geschieht mehr als an der Bushaltestelle: Die Menschen sitzen in den Sesseln eines nachgebauten Bahnabteils, und auf Leinwänden rauschen an ihnen Wiesen, Berge, Wälder, Städte und Bahnhöfe vorbei. Sie sollen glauben, sie befänden sich auf einer Fahrt durch attraktive Landschaften – während sie sich tatsächlich in einem speziell hergerichteten Raum einer Pflegeinstitution befinden (1).

In einer niederländischen Einrichtung müssen die Heimbewohner sich nicht erst auf eine Bahnreise machen, bei der ohnehin niemals ein Fahrtziel erreicht wird. Hier kann man es sich direkt am Strand bequem machen. Allerdings an keinem echten Strand. Hier wurde ein realer Raum in einen vorgeblichen Strand umfunktioniert. Während einige Bewohner vor einer Wandtapete mit Meer auf Liegestühlen ruhen, stellt die Betreuungskraft den Meereswind an, der allerdings von einem Ventilator erzeugt wird. Unter heller Neonlampen-Sonne werden von einer weiteren Betreuerin Getränke serviert, während man seinen Blick über kleine Schaufeln im ausgestreuten Sand schweifen lässt und dem Meeresrauschen lauscht – sofern nicht vergessen wurde, die Musikanlage hinter dem Vorhang anzuschalten (2).

Es gibt noch mehr Beispiele. Und ich befürchte, dass weitere Scheinangebote den Weg in die Heime finden werden. Denn allzu gern lassen sich Teile der Demenz- und Pflegeszene von aktuellen Modetrends mitreißen. Ich vermute, das ist einer tiefen Verunsicherung und Ratlosigkeit geschuldet.

Man muss nicht jede dieser Ideen pauschal verdammen. Für kritikwürdig halte ich jedoch die grundsätzliche Haltung, die hinter dem Bestreben steht, immer mehr virtuelle Welten für Menschen mit kognitiven Veränderungen zu schaffen. Sogenannte Demenzdörfer (siehe auch das Kapitel „Trennen und Separieren") sind dafür ein beredtes Beispiel. Nicht allein, dass sie tendenziell eher Exklusion statt Inklusion bewirken – also Ausgrenzung statt Zugehörigkeit. Sie schaffen zudem virtuelle Welten, beispielsweise Einkaufsläden, die gar keine wirklichen sind. Dabei liegen die realen Einkaufsgeschäfte vielleicht nur wenige Meter entfernt „draußen", in der Alltagswelt all der anderen Menschen – und dennoch unerreichbar für die Heimbewohner. Denen wird lieber etwas Künstliches offeriert.

Gut gemeint – aber schädlich?

Noch einmal: Niemand, der sich für die Etablierung von Schein-welten in der Demenz- und Pflegeszene ausspricht, hat vermutlich Böses im Sinn. Die Motivation, den Menschen etwas Gutes zu tun und sie emotional zu entlasten, ist durchaus ernst zu nehmen. Aber das will so mancher Ehemann, der ein Doppelleben führt, vermut-lich auch. Leiden soll seine Frau schließlich nicht! Und deshalb scheint es ihm sinnvoll zu sein, sie nicht mit der Wahrheit zu kon-frontieren. Nur: Wird nicht fast jeder Mensch genau das für schäbig und respektlos halten? Warum soll aber gegenüber Menschen mit kognitiven Beeinträchtigungen nicht das Gleiche gelten? Warum sollen hier ethische Überlegungen und moralische Argumente die-ser Art keine Rolle spielen? Vielleicht, weil auch die „aufgeklärten" Demenzpraktiker nicht so weit von einer Position entfernt sind, die da lautet: Die merken das ja doch nicht mehr so richtig? Oder weil man denkt, man müsse Menschen mit Demenz unbedingt vor als negativ betrachteten Erlebnissen und Gefühlen schützen? Also vor dem, was das Leben *auch* ausmacht? Drückt sich in solch ei-ner gut gemeinten Haltung letztendlich nicht auch eine Form von Geringschätzung aus? Oder steht vor allem die eigene Angst und Unsicherheit dahinter: Man weiß nicht, wie man mit emotional be-lastenden Situationen und Reaktionsweisen umgehen soll, darum versucht man diese um jeden Preis zu vermeiden?

Und was macht es auf Dauer eigentlich mit den Pflegenden, wenn sie Teil von Inszenierungen werden und anderen Menschen ständig etwas vorgaukeln sollen?

Der Mensch mit Demenz profitiert doch davon, könnte man nun argumentieren. Ihm geht es gut, wenn er auf nicht existierende Busse wartet, im Wind des Ventilators auf das nur als Tapete exis-tierende Meer schaut oder sich im virtuellen Bahnabteil auf einer Rundreise durch die Heimat wähnt. Aber ist das so? Oder: Ist das immer und durchgängig so?

Der Schweizer Gerontopsychiater Christoph Held ist da anderer Meinung. Für ihn stellen nicht die Gedächtnisverluste oder Störungen von Orientierung und Sprache das Kernproblem einer Demenz dar, sondern die Veränderungen im Selbsterleben der Betroffenen. Dies nennt er dissoziatives Erleben. Gemeint ist damit der Verlust der zentralen Kontrolle über die eigenen Handlungen. Es kommt zu einer Art „Filmriss" im Gedankenstrom und die Betroffenen verlieren für Momente oder für längere Zeit das natürliche Gefühl: Ich bin es, der etwas denkt, empfindet oder handelt (3). Der „Überblick über sich selbst" geht verloren. Und das hat für Christoph Held Konsequenzen für den Einsatz der Strategien und Umgangsweisen, wie ich sie beschrieben habe. Also mit allem, was man auch als Vorgaukeln, Lügen und Theaterspielen bezeichnen könnte. Denn Menschen mit dissoziativem Selbsterleben nehmen, so Held, auf getrennten Kanälen viel mehr wahr als das, was sie zum Ausdruck bringen können. Sie sind bezüglich Vorgaukeln und Lügen deutlich sensibler als andere Menschen. Eine Aussage, die viele Personen, die in engerem Kontakt mit kognitiv veränderten Menschen stehen, sicherlich bestätigen werden. Nicht vergessen werden darf laut Christoph Held, „dass Demenz kein gleichbleibender neuropsychologischer Zustand ist (...) Kognitive Fehl- und Höchstleistungen wechseln sich permanent ab." (4) Wenn das zutrifft, sind alle Vorgaukelstrategien natürlich mehr als fragwürdig. Leicht kann es dann nämlich geschehen, dass Personen durch Scheinwelt-Aktivitäten in ihrem Erleben stark verunsichert werden. Oder dass sie diese in bestimmten Situationen als Betrogenwerden und als Ausdruck eines Nicht-ernst-genommen-Werdens empfinden. Noch einmal Christoph Held: „Mich stört das Menschenbild dahinter. Es zeugt von Respektlosigkeit." (5)

Die echte Welt verändern

Sollte man nicht lieber schauen, wie die reale Welt so angepasst und ausgerichtet werden kann, dass auch sogenannte verwirrte Menschen darin zurechtkommen? Das meint auch meine Kollegin Beate Radzey, die sich seit vielen Jahren intensiv mit Fragen der Umweltgestaltung befasst. Sie führt gerne eine kleine qualitative Studie an, die untersuchte, wie die Eigenwahrnehmung und die Raumwahrnehmung einer Frau durch die Demenz verändert wurden (6). Mary, so der Name der Frau, musste sich in ihrer Situation neue kleine Welten schaffen. Jedoch keine neuen und schon gar keine virtuellen Welten: Vielmehr musste sie die vorhandene Welt, in der sie nicht mehr so klarkam wie gewohnt, an die neue Situation anpassen. Das gelang ihr beispielsweise dadurch, dass sie sich auf einen für sie gelingenden Alltag konzentrierte. Komplexe Aufgaben mussten vereinfacht werden. In den Räumen, in denen sie sich aufhielt, musste eine einfache und übersichtliche Ordnung hergestellt werden. Überhaupt ging es darum, sich „kleine Welten" zu schaffen. Aber keine Scheinwelten! Das, so Beate Radzey, kann als Richtschnur gelten: „Menschen mit Demenz brauchen keine besonderen Umwelten, sondern unter Berücksichtigung alters- und krankheitsbedingter Kompetenzeinschränkungen besonders sorgfältig geplante." (7)

In einer niederländischen Pflegeeinrichtung hat man in einem Raum zwei Fahrräder auf ein Podest montiert (8). Auf ihnen können Bewohner nun strampeln, während vor ihnen auf einer großen Leinwand der Eindruck erweckt wird, als radelten sie tatsächlich durch eine Landschaft, in der Menschen den Pfad kreuzen, Hunde vorbeiflitzen und Blumen den Weg säumen. Als ich das Video dazu sah, musste ich an das denken, was ich aus Nordrhein-Westfalen und aus einer Stadt in Baden-Württemberg (9) kenne. Dort wurde ein Angebot mit einem Tandemrad geschaffen. Menschen mit einer Behinderung, so auch mit Demenz, können dieses Angebot nutzen, ganz gleich, ob sie selbst noch kräftig in die Pedale treten oder das dem Begleiter überlassen. Auch demenziell veränderte Heimbewohner machen von diesem Angebot Gebrauch. Überzeugend, wenn man sieht, wie sie diese Aktivität genießen. Ergreifend, wenn man die Rührung bei Menschen sieht, die zum ersten Mal seit ewigen Zeiten wieder die Einrichtung verlassen und ihre Stadt, Felder und Wiesen anschauen können. Und diese Stadt, die Felder und Wiesen, selbst die Menschen, denen man unterwegs begegnet, sind real! Keine Leinwand-Gaukeleien! Auf dem Video zum virtuellen Fahrradangebot aus den Niederlanden sieht man Personen in die Pedale treten, die von ihrer körperlichen Konstitution her problemlos an den Touren teilnehmen könnten, die der Allgemeine Deutsche Fahrradclub in einem ostwestfälischen Landkreis schon seit Langem für Menschen mit Demenz anbietet (10). Reale Radtouren, mit echten Menschen und Mitfahrern, echten Landschaften und echten Erlebnissen unterwegs – bis hin zur abschließenden Einkehr in eine Gaststätte oder einem gemeinsamen Grillen.

Zwei weitere Beispiele aus einer Pflegeeinrichtung in Baden-Württemberg haben mich sehr beeindruckt. Als dort eines Tages das hauseigene Meerschweinchen erkrankte, wusste die für eine Wohngruppe zuständige Betreuungskraft sofort, was zu tun war. Das Meerschwein zu nehmen und zum Tierarzt zu fahren, verbot sich von selbst. Sie konnte ja nicht die Bewohner mehrere Stunden alleine lassen. Also: das Tier einpacken, die Bewohner in den Bus setzen und gemeinsam zum Tierarzt fahren. Einen Ausflug daraus machen! Dem Meerschwein konnte so geholfen werden und die alten Menschen waren Teil einer Rettungsaktion für das geliebte Wesen und konnten einen spannenden Tag in der realen Welt jenseits der Pflegeeinrichtung erleben.

Wenige Wochen später war in der örtlichen Zeitung zu lesen, dass ein übergroßer Lasttransporter die Stadt durchqueren und dies zu erheblichem Aufwand führen würde. Eben das pralle Leben. Was wurde in der Pflegeeinrichtung sofort beschlossen? Schauen, wer Lust auf einen spontanen Ausflug hat, und dann nichts wie hin zum aktuellen Stadtevent! Für die beteiligten Bewohner ein wundervolles Erlebnis. Sie waren an diesem Tag Teil des Stadtgeschehens.

Die Einrichtung, in der solche Dinge geschehen, ist eine ganz normale Einrichtung, die unter denselben leistungsrechtlichen Rahmenbedingungen arbeitet wie alle anderen auch. Doch in ihr wirken ein Team aus engagierten Mitarbeiterinnen und Mitarbeitern sowie eine hoch motivierte Leitung. Hier gibt es eine Haltung, viel Fantasie und den klaren Willen, so viel Normalität zu ermöglichen wie nur möglich. Da braucht man keine virtuellen Welten!

Trennen und Separieren

Oder: Von Anderwelten, Paralleluniversen und dem Anspruch auf Inklusion

Wieder einmal eine Konferenz zum Thema Demenz. In knapper Abfolge stellen Träger und Projekte ihre Arbeit vor. Gerade berichtet die Leiterin eines Heimes aus Norddeutschland: „Selbstverständlich basiert unser Pflegekonzept auf dem personzentrierten Ansatz von Tom Kitwood. Unser ganzes Team wurde in personzentrierter Pflege geschult." Es folgen Power-Point-Folien mit der Definition von „Personsein" und die „Bedürfnisblume", die das Kitwood'sche Bedürfnismodell veranschaulichen soll. Es folgt der Beitrag einer Pflegekraft aus einem Heim in einem anderen Teil Deutschlands. Dort hatte man ein Konzept entwickelt, das im Wesentlichen daraus bestand, dass ein rotes Sofa in der Wohnküche platziert wurde. „Unser Konzept basiert auf dem Ansatz personzentrierter Begleitung nach Kitwood", führt die Rednerin aus. Auch hier folgen Folien mit Aussagen des britischen Sozialpsychologen und schließlich die Bedürfnisblume. Das Hausbesuchsprojekt, das ein Träger aus Süddeutschland im Anschluss präsentiert, sieht sich natürlich dem Kitwood'schen Ansatz verpflichtet. Deutlich wird das unter anderem an der Bedürfnisblume, die als Power-Point-Folie eingespielt wird. Eine Reihe weiterer Rednerinnen und Redner folgt. Sie alle arbeiten natürlich personzentriert. Die Bedürfnisblume kommt an diesem Tag noch mehrfach zum Einsatz.

In den achtziger Jahren des vergangenen Jahrhunderts kam aus dem Vereinigten Königreich ein wichtiger Impuls, der in der deutschen Pflegelandschaft und Demenzszene für frischen Wind sorgen sollte. Der Sozialpsychologe Tom Kitwood und sein Team an der University of Bradford plädierten vehement für eine neue Sichtweise auf Demenzkranke, die sie nicht länger als Kranke, sondern als Personen mit Demenz gewürdigt sehen wollten. Ihr Konzept der personzentrierten Pflege fand den Weg über den Ärmelkanal und von dort in viele Konferenzen und Veranstaltungen. Der eingangs geschilderte Kongress zeigte, wie weit es dem insbesondere von Christian Müller-Hergl kommunizierten Kitwood'schen Ansatz bereits gelungen war, von der deutschen Szene wahrgenommen zu werden. Er zeigte aber auch etwas anderes: wie mühelos es in der Szene möglich war und ist, neue Trends und Codewörter zu identifizieren und im Blitztempo zu übernehmen. Nicht überall, wo das geschah, hat sich aber tatsächlich auch etwas im Denken und im Handeln verändert.

Die Behindertenrechtskonvention (BRK)

Etwas Ähnliches erleben wir aktuell mit den Begriffen Inklusion und Teilhabe. Menschen mit kognitiven Beeinträchtigungen nur pflegen und versorgen zu wollen, reicht nicht aus. So wie Tom Kitwood den Blick vom bis dato Demenzkranken auf die Person mit Demenz gelenkt hatte, so gilt es heute, ihn auch als Bürger wahrzunehmen. Und dieses Bürgermodell der Demenz setzt die Frage nach der Inklusion und der Teilhabe von Menschen mit Demenz auf die Tagesordnung.

Worum geht es dabei? Bei der Beantwortung dieser Frage lohnt ein Blick auf die UN-Behindertenrechtskonvention, die 2009 in Deutschland in Kraft getreten ist (11). In der Konvention geht es nicht um ein Spezialrecht für behinderte Menschen, sondern um ein allgemeines Menschenrecht: unabhängig von Beeinträchtigungen Teil der Gesellschaft sein, an ihr partizipieren und sich in sie einbringen zu können. Ganz konkret: Jeder, der es möchte, soll soziale Kontakte mit anderen Menschen pflegen, Kultur genießen, sich sportlich betätigen oder am Leben des Stadtteils teilnehmen können.

Dahinter steht eine zutiefst humanistische Vorstellung: dass alle Menschen, in all ihrer Verschiedenheit und unabhängig von ihrem Aussehen, davon, wie sie ihr Leben führen und ob sie eventuell mit

einer körperlichen, geistigen oder seelischen Beeinträchtigung leben, den Reichtum der Gesellschaft darstellen. Das ist das Gegen-
bild zu einer Gesellschaft, die nur auf die Starken und Erfolgrei-
chen, die Schönen und Reichen sowie auf die Gesunden setzt. Und
die selektiert und separiert, die all das verachtet, was anders ist, und
es deshalb ausgrenzt. Sicherlich ein idealistisches Bild. Aber eines,
für das es sich lohnt, sich einzusetzen. Ein Leitbild, zu dem sich unser Land durch die Ratifizierung der Behindertenrechtskonvention
verpflichtet hat.

Vermutlich kennt jeder diesen Cartoon: Vor einem Baum sitzen eine Katze, ein Vogel, ein Affe, ein Hund und ein Elefant. Ein
weiteres Tier erläutert die Wettbewerbsaufgabe: Alle sollen möglichst schnell den Baum hochklettern. Rein formal ein Beispiel für
die Gleichbehandlung der Tiere. Tatsächlich ist die Aufgabe aber
höchst ungerecht: Während Katze, Vogel und Affe kein Problem
haben dürften, schnell zur Baumspitze zu gelangen, ist es eher unwahrscheinlich, dass ein Hund das schaffen kann. Und einen Ele-
fanten, der Bäume hochklettert, hat man noch nirgendwo entdeckt.

Wenn es um die Chancen geht, an unserer Gesellschaft teilzu-
nehmen, haben wir es mit einer vergleichbaren Situation zu tun.
Wer jung, gesund und finanziell gut ausgestattet ist, dem stehen in
der Regel alle Wege offen. Auch wer alt und krank ist, aber über viel
Geld verfügt, kann immer noch vieles in Anspruch nehmen, das
anderen nicht zur Verfügung steht. Notfalls lässt man sich eben zu
Hause von einem Team privater Pflegekräfte betreuen und abends
mit dem Taxi in die Oper fahren. Andere Menschen in einer ge-
sundheitlich vergleichbaren Situation leben hingegen mit hundert
pflegebedürftigen Personen in einer großen Institution und ihre
kulturellen Freuden beschränken sich auf den Auftritt eines Allein-
unterhalters beim jährlichen Faschingsfest.

Neben dem sozialen Status spielen beim Thema Chancengleich-
heit weitere Faktoren eine Rolle. Menschen, die mit einer Beeinträchtigung leben, sind fast immer im Nachteil. Das fängt im Falle

einer körperlichen Beeinträchtigung bei der alltäglichen Mobilität an. Wo keine Rampe oder kein Fahrstuhl ist, da scheitert oft schon das Vorhaben, sich im Kino einen Film anzusehen oder im Jazzkeller eine Bluesnacht zu erleben. Nun hat unsere Gesellschaft in den letzten Jahren deutliche, aber immer noch völlig unzureichende Schritte in Richtung auf eine barrierefreie Umwelt getan. Gehwege abzusenken oder Fahrstühle in Bahnhöfe einzubauen, ist allerdings auch nicht besonders schwierig. Komplizierter wird es, wenn es um Einstellungsbarrieren in den Köpfen der Menschen geht und wenn es sich um Menschen mit einer schweren Beeinträchtigung handelt. Trotz aller Fortschritte in den letzten Jahrzehnten: Niemand wird ernsthaft behaupten, dass Menschen mit Beeinträchtigungen die gleichen Chancen gesellschaftlicher Teilhabe offenstehen wie den sogenannten Gesunden.

Die Behindertenrechtskonvention (BRK) hängt keineswegs einer naiven Vorstellung wie in dem Tiere-Cartoon an. Sie leitet aus dem prinzipiellen Recht jeder Person auf Teilhabe einen klaren Handlungsauftrag an den Staat und alle anderen Verantwortlichen ab: Wo es einem Menschen aufgrund seiner Beeinträchtigung nicht möglich ist, ihm wichtige Dinge zu tun, müssen die Voraussetzungen dafür geschaffen werden, dass es ihm eben doch möglich wird. Vielleicht braucht es Mobilitätshilfen, neue und angepasste Angebote oder eine persönliche Assistenz. Der Auftrag lautet, die bisher fehlenden Rahmenbedingungen zu schaffen, die den Menschen in den Stand versetzen, Teil der Gesellschaft und ihres sozialen Lebens zu bleiben.

„Inklusion" lautet der Begriff, der das zum Ausdruck bringen soll. Niemand soll aus der Gesellschaft ausgeschlossen bleiben, nur weil er dem gerade aktuellen Verständnis dieser Gesellschaft vom „Normalen" nicht entspricht. Oder anders ausgedrückt: Die Gesellschaft ist eine Gesellschaft der Besonderen, der jeweils Verschiedenen und Einzigartigen – und das macht ihren Reichtum aus. Wir müssen leider davon ausgehen, dass die meisten Leute, die das Wort Inklusion heute ohne Zögern in den Mund nehmen, diese Dimension nicht bis in ihre Tiefen durchdrungen haben. Wie viele Menschen wertschätzen tatsächlich einen sogenannten Alzheimerkranken mit seiner Art, sich auszudrücken, sich zu bewegen und Dinge zu tun, als Gleichrangigen? Bleibt er in den Augen der meisten Zeitgenossen nicht nur der Kranke, der aufgrund seiner Erkrankung zwar die Unterstützung der Gesellschaft benötigt und bekommen soll – aber nicht wirklich ein gleichrangiger Bürger mit individueller Seinsart ist?

BRK auch für Menschen mit Demenz

Dass es die UN-Behindertenrechtskonvention gibt, ist ein großer Fortschritt – wenn auch aktuell noch mehr in der Theorie als in der Praxis. Sie formuliert genau das, was sich die meisten Menschen mit Beeinträchtigungen jeglicher Art wünschen: drin und dran zu bleiben am Leben der Gesellschaft und der Gemeinschaft. Nicht „besondert", ausgesondert, ausgeschlossen und abgeschoben zu werden. Interviews mit Demenzbetroffenen bestätigen das immer wieder (12). Es geht darum, nicht auf die Krankheit reduziert zu werden. Respektvoll behandelt zu werden und die Dinge tun zu können, die das Leben erst schön und wichtig machen: ausgehen, Sport treiben, Musik hören, ins Theater gehen, in Cafés sitzen und auch in Urlaub fahren. Andere Menschen beobachten, am Marktplatz sitzen und mitbekommen, was los ist in der Gemeinde. Mit anderen Menschen zusammen sein. Und zwar nicht nur mit solchen, denen es genauso geht wie einem selbst.

Das sind die Wünsche fast aller Menschen. Und durch die Unterschrift unter die UN-Konvention hat unser Staat ja erklärt, die Realisierung dieser Wünsche zu ermöglichen.

Und die Realität? Was die Politik angeht, wird harsche Kritik formuliert: „Die BRK-Allianz, bestehend aus 78 Verbänden der deutschen Zivilgesellschaft, hat ihren 16-seitigen Kurzbericht zum Stand der Umsetzung der UN-Behindertenrechtskonvention in Deutschland beim UN-Menschenrechtsrat in Genf eingereicht. Das Ergebnis des Berichtes ist alarmierend. Denn daraus geht hervor, dass die inhaltliche Umsetzung des Nationalen Aktionsplanes (NAP) der BRK entweder gar nicht oder unzureichend erfolgt ist. ‚Der Bericht lässt vermuten, dass die Bundesregierung ihre Verpflichtungen den behinderten Menschen in Deutschland gegenüber nicht besonders ernst zu nehmen scheint', kritisiert Hannelore Loskill, Sprecherratsvorsitzende des DBR [Deutscher Behindertenrat, d.V.]. ‚Denn er beweist, dass bislang nur wenig von dem umgesetzt wurde, was die BRK vorsieht."' (13)

Eigentlich muss man diese Kritik noch erweitern. Denn wenn von Inklusion und Teilhabe die Rede ist, dann werden diese Ziele so gut wie immer nur mit Blick auf „klassisch" körperlich oder geistig beeinträchtigte Menschen verstanden und diskutiert. Nur Menschen mit Demenz hat kaum jemand im Blick. Dass diese selbstverständlich genauso zum Personenkreis der BRK zählen, dessen sind sich bis heute die wenigsten bewusst. Auch nicht im Bereich von Pflege und Altenhilfe. Eine fatale Angelegenheit, meint der Sozialrechtler Thomas Klie: „Menschen mit Demenz werden heute allenfalls am Rande als Menschen mit Behinderung wahrgenommen. Man könnte sagen, sie werden dadurch folgenreich diskriminiert (...) Sie erhalten beispielsweise kaum sozialstaatliche Unterstützung auf dem Niveau, das für andere Gruppen von Menschen mit Behinderungen inzwischen in Deutschland selbstverständlich ist." (14)

In vielen Bundesländern hat die Politik das Thema Inklusion auf die Tagesordnung gesetzt. Doch wer diese Debatte verfolgt, der erfährt viel über Inklusion in der Schule und die damit verbundenen Herausforderungen, nichts jedoch über ernsthafte Anstrengungen zur Inklusion kognitiv veränderter alter Menschen. Auch im Bereich „klassischer" Behindertenpolitik und bei den

Behindertenverbänden kann man mit der Zielgruppe demenziell veränderter Menschen nicht punkten. Als die Demenz Support Stuttgart seinerzeit auch Vertreter von Behindertenverbänden zu Veranstaltungen einlud, bei denen Demenzbetroffene mit ihrem Anspruch auf gesellschaftliche Teilhabe im Mittelpunkt standen, führten diese Einladungen durchaus zu Irritationen. Man sei für behinderte Menschen zuständig, nicht für Alzheimerkranke! Bei Ausschreibungen zum Thema Inklusion landen Bewerbungen von Projekten mit der Zielgruppe Menschen mit Demenz in der Regel im Nirwana. Könnte es sein, dass wir es hier mit dem Phänomen einer verkappten Apartheid gegenüber dieser Zielgruppe zu tun haben? Wenn das zu hart formuliert sein sollte, dann trifft auf jeden Fall die Aussage zu, dass wir vor einem riesigen Problem mangelnden Bewusstseins für die Belange von demenziell veränderten Menschen stehen.

Spezialangebote statt Inklusion

Inklusion und Teilhabe sind nicht ohne Konsequenzen zu haben. Eine dieser Konsequenzen lautet: Menschen, die besonders sind, dürfen nicht in Parallelwelten abgeschoben werden. Teilhaben soll man an der allen Menschen zugänglichen Welt. Die UN-Konvention erteilt Parallelwelten eine Absage.

Während im Demenzfeld einerseits oft noch klassisches Versorgungsdenken herrscht, wird auf der anderen Seite jedoch stetig am Ausbau einer Parallelwelt gearbeitet. Mit Recht kann man im deutschsprachigen Raum stolz all die Leistungen und Angebote betrachten, die für Menschen mit demenzieller Veränderung geschaffen worden sind: die Tagespflegeeinrichtungen und Betreuungsgruppen, die Wohnbereiche in Heimen und auch die finanziellen Unterstützungsleistungen für pflegende Angehörige. Nicht, dass diese irgendwann einmal ausreichend sein könnten. Aber dass sich sehr viel im Vergleich zur Zeit vor zwanzig oder dreißig Jahren getan hat, kann niemand in Abrede stellen.

Doch wo es Licht gibt, da gibt es auch Schatten. Die Kehrseite dieser Entwicklung ist nämlich die, dass gleichzeitig eine große Parallelwelt entstanden ist. Wir haben Betreuungsgruppen und Wohnabteilungen für sogenannte Demenzkranke. Es gibt spezielle Besuchsdienste, Freizeit- und Urlaubsangebote, Gottesdienste, Konzerte und Malgruppen für Menschen mit Demenz. Natürlich ermöglichen diese etwas, was vorher nicht möglich war: einen Gottesdienst zu erleben oder einen Ausflug zu machen. Aber wenn Menschen mit Demenz zu Spezialgottesdiensten gefahren werden, erleben sie eben nicht die Kirchengemeinde in ihrem Ort. Und die Mitglieder der Kirchengemeinde bleiben von der Herausforderung verschont, sich mit denjenigen auseinanderzusetzen, die schwierig sind. Ihre Toleranz wird nicht auf die Probe gestellt und es fällt nicht schwer, von den Demenzkranken zu reden, die selbstverständlich in die Mitte der Gesellschaft gehören. So kann aber auf Dauer kein gesellschaftliches Lernen stattfinden. All die schönen Parolen vom notwendigen Bewusstseinswandel und der Akzeptanz demenziell veränderter Menschen bleiben Luftblasen, weil sie sich nicht in der Realität bewähren müssen. Inklusion und Teilhabe erfordern aber zwingend dieses gesellschaftliche Lernen – wobei es fast immer auch mit Konflikten und Reibungen verbunden sein wird. Oder: sein muss.

Leben auf dem Dorf?

Demenzdorf – wenn man dieses Wort hört, könnte man denken, hier ginge es um ein beschauliches Wohnen in attraktiver Landschaft. Doch weit gefehlt! Bei dem, was seit einiger Zeit auch im deutschsprachigen Raum unter dem Label „Demenzdorf" diskutiert wird, handelt es sich eher um einen weiteren massiven Baustein für die Parallelwelt Demenz. Im niederländischen De Hogeweyk ist vor einigen Jahren ein solches erstes „Demenzdorf" in Betrieb gegangen. Dies ist ein am Rande der Stadt gelegenes, geschlossenes Gebäudeensemble mit innen gelegenen Freiflächen und verschiedenen, für die stationäre Pflege eher untypischen Einrichtungen: ein Lokal, ein Lebensmittelladen, sogar ein kleines Theater ist vorhanden. Menschen mit demenzieller Veränderung sollen hier die Möglichkeit haben, sich in einem geschützten, der Normalität angenäherten Umfeld frei bewegen zu können.

Bei einem Besuch gemeinsam mit Kolleginnen konnte ich mich davon überzeugen, dass die hier gestaltete Umwelt deutlich „demenzfreundlicher" ist als in den meisten anderen „normalen" stationären Pflegeeinrichtungen. Vor die Wahl gestellt, entweder in einem klassischen dreistöckigen Heim mit 120 Bewohnern oder in dem Demenzdorf mit genauso vielen Bewohnern zu leben, müsste ich nicht lange zögern. Die kleinen Wohnbungalows und vor allem die Möglichkeit, sich innerhalb der Mauern des „Dorfes" relativ ungehindert bewegen zu können, wären dabei für mich ausschlaggebend. Dennoch halte ich die Idee, solche Pseudodörfer zu schaffen, für einen Irrweg, der schnurstracks von den Zielen einer inklusiven Gesellschaft wegführt.

Im rheinland-pfälzischen Alzey soll am Rande der Stadt, wenig romantisch zwischen Bahngleisen und einem Gewerbegebiet, auch solch ein Demenzquartier entstehen. Mit Wohneinheiten für 120 Menschen, einem Laden und einem Friseur. Schneller als in Alzey war man jedoch im norddeutschen Hameln. Hier wurde im März 2014 das nach eigener Aussage erste Demenzdorf in Deutschland eröffnet. Auch hier ein geschlossener Komplex mit vier Wohnhäusern und einem kleinen Laden in einem der Gebäude. An anderen Stellen in Deutschland, in der Schweiz und andernorts sind weitere Projekte in Planung.

Sogenannte Demenzdörfer oder -quartiere sollen nach den Aussagen der Betreiber nicht nur die Lebensqualität demenziell veränderter Menschen deutlich erhöhen, sie sollen sogar einen Beitrag zur Inklusion darstellen. Was aber ist inklusiv an der Tatsache, dass irgendwo am Stadtrand Menschen auf einem geschlossenen Areal, das sie nicht selbstständig verlassen können, leben und betreut werden? Bei unserem Besuch in der niederländischen Einrichtung hatten wir gleich zu Beginn ein symbolträchtiges Erlebnis. Während eine meiner Kolleginnen und ich nach dem Klingeln an der Eingangspforte eingelassen wurden, hatte die andere Kollegin Pech. Weil nämlich eine „Dorfbewohnerin" das „Dorf" durch eben diese Eingangspforte verlassen wollte, hatte die diensthabende Empfangsdame die Türen der Eingangsschleuse sofort elektronisch geschlossen. Die Bewohnerin konnte nicht hinaus, unsere Kollegin konnte nicht hinein. Es dauerte einige Minuten, bis es einer herbeigeeilten Pflegekraft gelang, die alte Dame aus dem gesicherten Ein- und Ausgangsbereich wegzulotsen. Erst dann konnte unsere Kollegin endlich das Einrichtungsgelände betreten. Wir waren ungewollt sofort mit den kritischen Aspekten des Demenzdorfes konfrontiert worden.

Was ist daran inklusiv, wenn in einer solchen Einrichtung ausschließlich Menschen mit Demenz leben? Der Unternehmensberater Jan Bennewitz, der das Projekt in Alzey initiiert hat, erklärt das so: „Das bedeutet, wir holen die Gesellschaft in unser Quartier und stellen so die Teilhabe der demenzkranken Bewohner am gesellschaftlichen Leben sicher." (15) Umgekehrte Integration nennt er das. So könnten und sollten die Bürgerinnen und Bürger der Stadt das auf dem Einrichtungsgelände gelegene Café oder den Friseursalon besuchen. Was, so frage ich mich allerdings, soll denn beispielsweise eine Gruppe befreundeter Menschen aus Alzey dazu bewegen, sich abends zum Biertrinken ausgerechnet irgendwo am Stadtrand zu verabreden, in einem Lokal auf einem Gelände, auf dem 120 Menschen mit Demenz wohnen und das nur durch eine Sicherheitsschleuse zu betreten ist? Die Vorstellung, dass so etwas geschieht, ist entweder naiv oder billige Propaganda. Wir haben es mit jeder Menge Schönfärberei zu tun. Denn solche Einrichtungen stellen letztendlich nur einen weiteren Schritt auf dem Weg zum Ausbau von Parallelwelten dar. Das schien der Mitarbeiterin in De Hogeweyk, die uns seinerzeit durch die Einrichtung führte, unbewusst selbst klar gewesen zu sein. Auf unsere Frage, ob sie ihr „Dorf" für der Weisheit letzten Schluss halte oder ob sie weitergehende Visionen habe, erhielten wir nämlich zur Antwort: Ihre Vision sei, dass in einigen Jahren auf dem Gelände nicht nur die jetzigen Bewohner, sondern auch Familien mit kleinen Kindern, Berufstätige und andere Menschen leben würden. Dass diese Vorstellung das Konzept des „Demenzdorfes" ad absurdum führt, schien ihr nicht bewusst zu sein.

Vor einiger Zeit habe ich gemeinsam mit Kollegen das Team und die Leitung einer größeren stationären Einrichtung beratend begleitet. Auch hier löste das Beispiel von De Hogeweyk Begeisterung aus. Man fuhr hin, kam zurück und meinte: So ein Demenzdorf wollen und brauchen wir auch! Skurril war: Unsere Analyse der Einrichtung hatte zuvor große Potenziale für eine stärkere Alltagsorientierung und Öffnung ins Wohnumfeld aufgezeigt. Nur wenige Meter entfernt lagen ein Supermarkt und eine Gaststätte, in denen viele Bewohner ohnehin oftmals „landeten". Bewohner, die sich selbstständig und frei draußen bewegen konnten, aber auch Personen, die man leider oft als „Wegläufer" bezeichnet. Während hier also exzellente Möglichkeiten bestanden, die im Heim lebenden Menschen mit der Normalität des Umfeldes in Beziehung zu bringen, war man bis dato gar nicht auf die Idee gekommen, diese Chancen auch zu nutzen. Stattdessen träumte man lieber der exotisch anmutenden Idee eines Demenzdorfes hinterher – mit virtuellem Einkaufsladen und virtueller Gaststätte. Während man mit leuchtenden Augen von den Freiflächen in De Hogeweyk berichtete, übersah man geflissentlich, dass das eigene Heim über einen riesigen Außenbereich verfügte, der jedoch nie vernünftig gestaltet und genutzt worden war. Man hatte sich vom Engagement der

Vereine in der niederländischen Einrichtung beeindrucken lassen, selbst aber nie den Kontakt zu den Vereinen im eigenen Umfeld gesucht. Und eine nennenswerte Einbindung der Angehörigen gab es auch nicht. Dies ist leider kein Einzelbeispiel, sondern symptomatisch für das kurzatmige Denken in Teilen der Demenz- und Pflegeszene. Man redet über Normalität als Leitprinzip, tut aber wenig, um ihm auch gerecht zu werden. Einfacher ist es allemal, auf neue Trends aufzuspringen. Ob diese wirklich sinnvoll sind – diese Frage wird leider viel zu selten gestellt.

Leben im Anderland

Der Sprachgebrauch in der Demenzszene lässt oftmals darauf schließen, wie weit separierendes oder eher inklusives Denken herrscht. Und er wirkt in die Gesellschaft hinein und vermittelt Botschaften. Für ein tendenziell gefährliches Bild halte ich mittlerweile den Begriff Anderland, in dem angeblich Menschen mit kognitiver Veränderung leben. Der Begriff konstruiert sprachlich eine Trennung oder ein Getrenntsein. Die „Gesunden" leben hier, die „Kranken" in einem Anderland, also jenseits der Welt der Normalität. Vor vielen Jahren habe ich ein Buch über das Anderland gelesen. Gemeint war hier eine Welt von Geistern, von höheren Wesen, von okkulten Mächten – auf jeden Fall eine Welt, die von der Welt der Menschen getrennt ist. Dem Autor ging es darum, aufzuzeigen, wie man als Mensch dennoch in diese andere Welt, die immer eine fremde bleibe, vordringen könne. Wenn in der Demenzszene über ein Anderland geredet wird, dann geht es ebenfalls darum, wie man kognitiv veränderte Menschen erreicht, wie man zumindest kurzfristig Einlass in ihre Welt erhalten kann. Vor vielen Jahren habe ich ein Qualifizierungskonzept mit dem Titel „Brücken bauen in die Welt der Menschen mit Demenz" entwickelt und lange Zeit praktiziert. Die dahinter stehende Vorstellung war die gleiche: hier wir, dort, auf einer nebelverhangenen Insel, die Anderen. Und nun komme es darauf an, vom Festland Brücken zu diesem abgetrennten Eiland und seinen Bewohnern zu konstruieren.

Warum halte ich dieses Bild heute für falsch und für wenig nützlich? Weil es nur auf Unterschiedlichkeit und nicht auf Gemeinsamkeiten schaut. Weil es „die Anderen" zu Fremden macht. Weil es Distanz schafft und zementiert. Gleich, wie viele Brücken man in die fremde Welt bauen will, es geht nie darum, eine gemeinsame Welt zu schaffen. Nun könnte man einwenden: Aber die Welt der sogenannten Demenzkranken ist nun einmal so fremd und fern! Es ist ungeheuer schwierig, Zugang zu Menschen zu finden, die in einer ganz anderen Realität versunken zu sein scheinen. Wir haben es hier tatsächlich mit einer Anderwelt zu tun.

Nur: Ist das im Prinzip nicht immer so? Lebt nicht jeder Mensch in seiner ganz eigenen Welt, die in gewisse Weise für sein Gegenüber, und sei es der Lebenspartner, anders und fremd ist? Wer sich einmal mit der Erkenntnistheorie des Konstruktivismus auseinandergesetzt hat, kennt die Annahme, dass jeder einzelne Mensch sich seine Wirklichkeit im eigenen Kopf konstruiert und es daher in diesem Sinne niemals eine Welt, sondern immer nur Anderwelten geben kann. Leben nicht Männer und Frauen auch in jeweiligen Anderwelten? Und muss nicht erst recht die Person, die Hartz IV empfängt, das Leben eines Popstars, der gar keinen Überblick mehr über seinen Reichtum hat, als fremde und als Anderwelt empfinden, zu der sie keinen Zugang hat? Stellt für den überzeugten Atheisten nicht das Leben eines tiefgläubigen Christen oder Moslems ebenfalls eine Anderwelt dar? In diesem Sinne lebt natürlich auch der demenziell veränderte Mensch in einer anderen Welt als sein Angehöriger, seine Pflegeperson oder ein anderer Demenzbetroffener. Kurzum: Die Welt ist ein Sammelsurium von Anderwelten. Doch mit Blick auf Männer und Frauen, Arme und Reiche, Gläubige und Ungläubige verschwenden wir daran keinen weiteren Gedanken und bezweifeln keine Minute, dass wir Anderweltler dennoch alle auch in einer gemeinsamen Welt leben. Nur für Menschen mit Demenz soll das offensichtlich nicht gelten. Oder warum wird ausgerechnet hier der Anderwelt-Mythos so hochgehalten?

Abgründe zwischen Rhetorik und Praxis

In einer Pflegezeitschrift rühmte sich ein Heim vor einiger Zeit seines Angebots an die Bewohner, Wäsche zu bügeln. Das wurde zu einem Beispiel für Teilhabe erklärt. Man sieht, selbst durch Bügeln kann man problemlos in Deutschland gesellschaftliche Teilhabe realisieren! Indem derartige Begriffe allerorten unhinterfragt übernommen werden, bauen alle Beteiligten eine neue dichte Nebelwand auf. Es fällt dann gar nicht mehr auf, dass in der Realität die Inklusion und Teilhabe von Menschen mit kognitiver Veränderung kaum irgendwo stattfindet. Zwischen verbaler Rhetorik und Praxis klaffen Abgründe.

Bei einem großen staatlichen Förderprogramm zum Themenfeld Demenz hatte unser Arbeitsteam Gelegenheit, mehrere Hundert Projektanträge aus ganz Deutschland zu sichten. In rund 95 Prozent der Anträge wurden als Ziele der jeweiligen Maßnahmen die Inklusion und Teilhabe von Menschen mit Demenz angegeben. Bei der Analyse mussten wir jedoch ernüchtert feststellen, dass sich – außer bei einer Handvoll Projekte – nirgendwo in den geplanten Maßnahmen diese Ziele tatsächlich wiederfanden. Dahinter steht vermutlich weniger bewusste Schaumschlägerei als echte Hilflosigkeit: Wie bitteschön gehen denn Inklusion und Teilhabe? Auf diese Frage müssen wir in der Praxis Antworten finden. Doch sollten wir uns bis dahin nicht hinter Wortakrobatik und modischem Trendgeschwätz verstecken.

Es gibt (k)ein Leben ohne Therapie

Oder: Warum dürfen Menschen mit Demenz nicht einfach normal leben?

Zu Besuch in einer gerontopsychiatrischen Tagespflegestätte in Berlin. Deren Leiterin hatte mich neugierig gemacht, als sie am Rande eines Arbeitstreffens von der Poesie- und Musiktherapie gesprochen hatte, die in ihrer Einrichtung einen hohen Stellenwert habe. Heute will ich mir das einmal live anschauen. Im gemütlich eingerichteten Aufenthaltsraum sitzen außer mir acht Tagesgäste. Nach einigen Minuten kommt ein junger Mann dazu und setzt sich in die Runde. „Na, denn wollen wir mal!" Er entfaltet die Berliner Zeitung, *schaut die neben ihm sitzende Dame an und beginnt vorzulesen. In Neukölln hat man einen Exhibitionisten gefasst, der dort bereits mehrfach aufgefallen war. Und in Tegel wird eine Straße neu bepflanzt. Die Dame neben dem Vorlesenden nickt bestätigend. Aus der Runde hören zwei weitere Personen zu, die anderen scheinen die Nachrichten nicht weiter zu interessieren. Auch mich interessiert eigentlich die Poesietherapie viel mehr, die hoffentlich bald beginnen wird. Der junge Mann faltet schließlich die Zeitung wieder zusammen und geht in die Küche. Ich warte. „Und? Hat Ihnen die Poesietherapie gefallen?", erklingt hinter mir die Stimme der Tagespflegeleiterin. Poesietherapie? Ich schaue verdutzt. Dann kommt mir ein böser Verdacht …*

Was wünschen sich die allermeisten Menschen? Lebensfreude haben, normal leben, Kontakte pflegen und auch im Alter nicht abgeschoben und „besondert" werden. Das unterscheidet Menschen mit kognitiven Veränderungen nicht von anderen. Wenn aber das Gehirn und die Orientierung nicht mehr so funktionieren wie früher, kann es schnell kritisch werden. Dann scheint das Leben für einen großen Teil der Betroffenen, zumindest wenn sie in Heimen

und speziell für sie geschaffenen Institutionen leben, nur noch aus
Therapie zu bestehen.

Was aber ist Therapie? Wikipedia bringt es so auf den Punkt:
„Die Therapie (altgriechisch θεραπεία therapeia ‚Dienst, Pflege,
Heilung‘) bezeichnet in der Medizin, Zahnmedizin und Psycho-
therapie die Maßnahmen zur Behandlung von Krankheiten und
Verletzungen. Ziel des Therapeuten ist die Ermöglichung oder Be-
schleunigung einer Heilung, die Beseitigung oder Linderung der
Symptome und die Wiederherstellung der körperlichen oder psy-
chischen Funktion." (16)

Therapie ist kein Alltag

Was aber hat das mit Normalität zu tun? Wer zur Heilung oder Linderung einer bestimmten Erkrankung therapeutische Maßnahmen
benötigt, soll diese natürlich erhalten. Doch wir sprechen an dieser
Stelle ja nicht von Heilung – welche Heilung auch bitte? –, sondern
von Normalität und Alltag. Wieso dann aber Therapien?

Wenn man sich die Mühe macht, einschlägige Konzepte, Infofly-
er und dergleichen mehr zu studieren, stößt man auf eine Vielfalt
angepriesener vermeintlicher Therapien. Als Mensch mit kognitiven Einschränkungen ist man von Therapien umzingelt: Garten-
therapie, Tiertherapie, Lichttherapie, therapeutischer Tischbesuch,
therapeutisches Kochen, Maltherapie, Hauswirtschaftstherapie,
Tanztherapie, Poesietherapie, Bewegungstherapie, Physiothera-
pie, Ergotherapie, Musiktherapie, Kunsttherapie, Aromatherapie,
Beschäftigungstherapie, Humortherapie, Klangschalentherapie,
Spieltherapie, Badetherapie, Naturtherapie, Märchentherapie, Mi-
lieutherapie … Ohne Frage: Darunter befindet sich eine Reihe sehr
sinnvoller und anerkannter Therapieangebote, man denke nur an
die Physio- oder Ergotherapie. Auch Musik- oder Kunsttherapie ist
oft eine wirkungsvolle Hilfe für Menschen, wenn es beispielsweise

darum geht, sie aus einer Erstarrung oder Isolierung herauszuholen. Und bei anderen psychotherapeutischen Angeboten, auch für Paare, wäre es segensreich, wenn sie Menschen mit Demenz auch zur Verfügung stünden – was sie in der Regel nicht tun.

Aber warum kann das Gehen, Sitzen und Genießen der Düfte im Garten nicht einfach Gehen, Sitzen und Genießen im Garten sein? Warum muss es unbedingt Therapie sein? Wenn Menschen in einem Heim, in dem sie sonst nicht viel zu tun haben, auch einmal ein wenig Gemüse schnippeln: Warum ist das gleich therapeutisches Kochen, das möglichst noch in einer angeblichen Therapieküche stattfindet?

Dass man sich in einer Einrichtung ein paar Minuten Zeit nimmt, um mit einem Bewohner ein paar Worte zu wechseln, ist alles andere als selbstverständlich. Und wenn diese Selbstverständlichkeit doch einmal stattfinden soll, muss es gleich nach einem Konzept mit dem wohlklingenden Namen „therapeutischer Tischbesuch" geschehen. Selbst Heiterkeit und Humor darf es nicht einfach so geben, dafür wurde in der Pflege- und Demenzlandschaft die Form der Humortherapie gefunden. Da wird ein Humorassessment für den demenziell veränderten Menschen erstellt, anschließend werden Humorziele und Interventionen entwickelt und diese – man will ja professionell sein – natürlich auch evaluiert. Humorloser kann man vermutlich gar nicht mit einem so lebenswichtigen und schönen Phänomen wie dem Humor umgehen!

Wie wäre es damit, einfach mal locker und lustig zu sein, ein Ohr und ein Auge für humorvolle Situationen zu entwickeln – davon gibt es ja so viele – und nicht immer beim Wort Demenz gleich eine Todernst-Leidensmiene aufzusetzen? Sich selbst als Person einzubringen, statt sich hinter Konzepten und Systemen zu verstecken? Das klingt gar nicht therapeutisch und professionell, aber irgendwie nach Normalität. Oder?

Auch dass ab und an ein Hund in die Einrichtung kommt oder auf dem Gang ein Käfig mit Wellensittichen steht – was kaum vorkommt –, ist schön. Viele werden sich darüber freuen. Aber muss das gleich „tiergestützte Therapie" heißen? Wenn Sie zu Hause regelmäßig Ihren Hamsterkäfig säubern und das Tier ab und an streicheln: Haben Sie dann das Gefühl, Patient in einem therapeutischen Programm zu sein, oder haben Sie einfach nur Ihren Hamster lieb und freuen sich, wenn es ihm gut geht? Wenn Sie mit Ihrem Partner oder Freunden auf einem Fest das Tanzbein schwingen: Betreiben Sie dann eigentlich Tanztherapie oder gönnen Sie sich nur einen vergnüglichen Nachmittag? Und wenn Ihnen, so wie in der Tagespflegestätte im Eingangsbeispiel, aus der Zeitung vorgelesen wird: Würden Sie das ernsthaft als Therapie bezeichnen?

In der Kunsttherapie und anderen kreativen Therapieansätzen wird unter „Therapie" zwar kein streng auf Heilung ausgerichtetes Verfahren verstanden, sondern eher eine Entwicklungsunterstützung. Aber diese sieht mit Sicherheit anders aus als in den geschilderten Beispielen. Und sie ist immer daran gebunden, dass der andere sie auch wünscht. Wo bitte werden aber Menschen mit demenzieller Veränderung gefragt, ob sie überhaupt eine Therapie möchten?

Wichtigtuerei und Anmaßung

Warum grassiert dieser ausgeprägte Therapiewahn in der Demenzszene? Offensichtlich geht es ein Stück weit um Wichtigtuerei. Man ist nicht einfach jemand, der andere Menschen betreut. Das Wort „Therapie" als Anhang an Vokabeln wie Garten, Spiel, Hauswirtschaft oder Tanz adelt schließlich den, der es ausführt: Er ist jetzt Therapeut. Das klingt gut, wichtig und hochprofessionell. Frustrierend dürfte es für die Fachkräfte sein, die als Musik-, Kunst- oder was auch immer für Therapeuten tatsächlich Hilfestellungen für Menschen leisten, die dieser Unterstützung bedürfen.

Und es geht um Augenwischerei. Als Einrichtung steht man einfach besser da, wenn man auf seiner Webseite mit wohl klingenden Angeboten wie Poesietherapie, Musiktherapie und therapeutischem Kochen werben kann. Dass die Betreuungskraft schon einmal aus einem Buch vorliest, beim Kaffee ein Lied anstimmt oder mit den älteren Menschen die Mohrrüben für den Abendsalat schnippelt, scheint sich nicht so gut verkaufen zu lassen. Aber für die Beteiligten kann es dennoch etwas Schönes sein, das einfach Freude bringt.

Wir sehen: Auch hier werden eifrig Nebelkerzen gezündet, damit die Demenzwelt ein wenig aufgepeppt wird. Und in der Demenzwelt gibt es immer findige Klein- oder Großunternehmer, die davon leben, ihr © oder ® hinter scheinbar pfiffige neue Therapiekonzepte zu setzen. Diese kann man in Form von sogenannten Ausbildungen in der Regel gut verkaufen: vom Anwender Stufe 1 bis zum Seniortrainer. Schließlich hiepert die Szene immer nach Neuem und es finden sich genügend Dumme, denen man so etwas verkaufen kann. Hier besteht durchaus eine Parallele zur Esoterik-Welt, in der auch nichts hanebüchen genug sein kann, um nicht doch einen Abnehmer zu finden.

Doch viel bedenklicher als Aufschneiderei und schnöde Geschäftsinteressen ist etwas anderes, das in dem Therapeutisierungswahn zum Ausdruck kommt. Und das ist eine übergriffige und anmaßende Haltung. Menschen mit kognitiven Problemen kann offensichtlich nicht zugestanden werden, dass sie Dinge just for fun tun – weil sie Freude ins Leben bringen. Und die keine spezielle Rechtfertigung benötigen – so, wie das bei vermeintlich gesunden Menschen selbstverständlich der Fall ist. Wenn Menschen mit demenzieller Beeinträchtigung etwas tun, muss das einen funktionalen Wert besitzen. Sie müssen dabei etwas lernen, eine Fähigkeit verbessern, ein Handicap reduzieren, sonst gilt das Getane als wertlos.

Auch im Rahmen des von der Demenz Support Stuttgart verantworteten Projekts „Was geht! Sport, Bewegung und Demenz" (17) ist uns diese Haltung immer wieder begegnet. Dass Sport und Bewegung gut sind und man daher entsprechende Angebote für Menschen mit Demenz braucht, diese Erkenntnis setzt sich bei immer mehr Handelnden in der Demenzszene und im Bereich Sport und Bewegung durch. Doch fast immer werden Begründungen und Argumente verlangt, was denn solche Aktivitäten an Positivem mit Blick auf körperliche und kognitive Fähigkeiten bewirken. Wenn tatsächlich Bewegungsangebote entstehen, werden diese fast immer mit diesen funktionalen Effekten begründet: Man möge das Angebot bitte wahrnehmen, weil man damit seine Kraft und Kondition trainieren, Stürze vermeiden und eben auch seine kognitiven Fähigkeiten stärken könne. Der Gesundheitszustand, so das Versprechen, verbessere sich. Das klingt nach Training und Therapie und scheint nur so akzeptabel zu sein. Manchmal wird noch verschämt erwähnt, dass das Ganze ja auch Freude machen soll, aber das scheint eher als zufälliger Nebeneffekt akzeptiert zu werden, jedoch kein eigenständiger Wert zu sein. Nice to have, aber nicht zwingend nötig. Während jedermann Dinge einfach tun kann, weil es ihm Spaß macht und Farbe ins Leben bringt, hat man offensichtlich bei Vorliegen einer kognitiven Einschränkung das Recht darauf verwirkt. Nun muss es bei allen Maßnahmen und Aktivitäten unbedingt um Funktionsverbesserung gehen. Das ist irgendwie logisch, wenn man Menschen aufgrund ihrer nachlassenden kognitiven Fähigkeiten nur noch auf ihre Krankheit reduziert – und das geschieht leider immer noch überwiegend.

Und weil das so ist, muss man die Betroffenen auch „behandeln". Und deshalb muss jede noch so harmlose Alltagstätigkeit ihrer Normalität beraubt und zu einer therapeutischen Intervention aufgemotzt werden. Wie schon erwähnt: Selbst Humor kann man dann als Therapeut planen, messen, evaluieren.

Es handelt sich hierbei um eine Anmaßung. Und darin drückt sich eine herablassende Haltung aus, die dem Menschen als Bürger mit seinem Anspruch auf Teilhabe nicht gerecht wird. Im Gegenteil: Der Therapiewahn fügt sich nahtlos in eine unheilige Allianz mit der zunehmenden Pathologisierung des Alterns und der Gehirnalterung ein. Hierüber wird an späterer Stelle zu sprechen sein.

Bilder, Systeme, Schulungen

Oder: Nur eine eingekästelte Welt ist eine gute Welt

Ein kleiner Ort im Schwäbischen. Ich bin heute Abend zu Gast bei einer Beratungsstelle, die – unserem Stuttgarter Beispiel folgend – ein „Lust auf Wandern"-Angebot aufbauen will. Ich berichte von dem inklusiv ausgerichteten Wanderangebot, das bereits an mehreren Orten mit Erfolg durchgeführt wird und an dem auch Menschen mit Demenz teilnehmen (18). Anwesend sind interessierte Bürgerinnen und Bürger aus dem Ort, ehrenamtlich Engagierte und die hauptamtliche Beraterin, von der die Initiative zu dem Ganzen ausgeht. Eine Frau verfolgt die Diskussion und speziell meine Beiträge mit sichtbarem Argwohn. Nach einiger Zeit mischt sie sich in das Gespräch ein. „Das ist wirklich alles nett, was Sie hier berichten. Das hat aber nichts mit der Realität zu tun." Sie wendet sich an die anderen Anwesenden. „Ich habe jahrelang meine demenzkranke Mutter gepflegt und kenne jemanden mit dieser Krankheit in der Nachbarschaft. Glauben Sie mir, in Wirklichkeit sieht das alles ganz anders aus, als es hier erzählt wird." Schon merkwürdig: Ich habe über Menschen berichtet, die regelmäßig an den genannten Wanderungen teilnehmen. Sie alle haben kognitive Beeinträchtigungen, fast alle eine Demenzdiagnose. Und sie sind recht real! Aber die Dame, die sich jetzt in die Diskussion einbringt, erklärt diese realen Menschen zu einer Fiktion, wenn nicht gar zu einer Lüge! Sie lässt sich auch nicht vom Gegenteil überzeugen. Unserem Argument, die Wanderer seien doch genauso echt wie ihre Mutter und ihre Nachbarin, und alle zusammen seien selbstverständlich völlig verschieden, kann sie ebenfalls nichts abgewinnen. „Ich weiß, wie es wirklich mit einer Demenz ist. Jedenfalls nicht so, wie Sie es hier darstellen", lautet ihr abschließender Kommentar.

Vielleicht kennen Sie solche Situationen. Eine weitere ist mir ebenfalls in guter Erinnerung. Zu einer Veranstaltung war eine Autorin zu Gast, die ein Buch über die Betreuung ihrer demenziell veränderten und mittlerweile verstorbenen Mutter geschrieben hatte. Sie sollte bei einem Bühnengespräch vor fast 200 Zuhörenden mitdiskutieren. Vor Beginn der Veranstaltung stand ich mit ihr und einem Gerontopsychiater zusammen, der ebenfalls Diskussionsteilnehmer sein sollte. „Kann man, wenn ein Angehöriger an Demenz erkrankt ist, die Liebe aufrechterhalten?", fragte der Moderator die Autorin. „Nein, auf keinen Fall", lautete ihre Antwort. „Die Demenz zerstört das für immer." Der Arzt protestierte. Er habe seine an einer schweren Form der Demenz erkrankte Frau bis zu ihrem sehr schwierigen Tod gepflegt. „Und meine Liebe zu ihr ist sogar noch gewachsen." Nein, das sei niemals möglich, beharrte die Autorin und ehemalige pflegende Angehörige. Und später bei der Diskussion auf der Bühne sollte sie diese kategorische Behauptung noch einmal wiederholen.

Mit was für einem Phänomen haben wir es zu tun, wenn Menschen auf einer bestimmten Vorstellung von „dem Demenzkranken" oder „der Demenz" beharren und alles, was nicht in dieses Bild passt, schlichtweg leugnen, zumindest aber ausblenden? In beiden Beispielen haben wir es mit Angehörigen zu tun, die eine emotional sehr belastende Erfahrung gemacht hatten. Es ist nachvollziehbar, wenn Menschen vor diesem Hintergrund ihre konkrete Erfahrung verabsolutieren: „So und nicht anders ist es, ich habe es schließlich selbst erlebt!" Doch bei allem Verständnis für die fehlende Abstraktionsfähigkeit und Offenheit gegenüber anderen Erfahrungen: Auch ihnen wird man wohl widersprechen müssen.

Nun haben wir es hier aber nicht mit einem angehörigenspezifischen Problem zu tun. Auch viele berufliche Helfer neigen zur Verabsolutierung ihrer speziellen Erfahrungen. Als vor einigen Jahren in einem kleinen Kreis Filmaufnahmen einer Veranstaltung gezeigt wurden, bei der Demenzbetroffene beeindruckende Reden hielten, lautete die spontane Reaktion eines Mediziners: „Das ist nicht real!" Der Hinweis einer Kollegin, er habe es doch soeben ganz real gesehen, brachte ihn zum Grübeln und schließlich sogar zum Lachen. Als Facharzt für Gerontopsychiatrie einer geschlossenen Klinikabteilung hatte er tagtäglich mit Personen zu tun, die schwere Verhaltensauffälligkeiten zeigten. In der Tat entsprachen sie ganz und gar nicht denjenigen Demenzbetroffenen, die im Film zu sehen gewesen waren. Das war *seine* alltägliche Realität. Aber nicht *die* Realität! Die ist allemal deutlich differenzierter und vielschichtiger. Viele Pflegekräfte in der Altenhilfe, so meine Beobachtung, halten so gut wie alle älteren Menschen für pflegebedürftig. In Wirklichkeit schaut es genau andersherum aus: Die meisten älteren Menschen sind *nicht* pflegebedürftig. Sollten wir bei professionellen Helfern nicht eine stärkere Reflexions- und Abstraktionsfähigkeit erwarten und einfordern dürfen? Diese ist für die berufliche Praxis nun einmal unerlässlich.

Aus Bildern werden Systeme

Wir müssen uns darüber im Klaren sein, dass uns bestimmte Bilder in unserem Handeln beeinflussen und lenken. Bis heute haben die meisten Menschen ein spezielles Bild von Personen mit Demenz. Das ist meist recht einseitig und beleuchtet nur *einen* Teil der Realität. Dass das, was wir konkret kennenlernen, begrenzt ist und niemals das Ganze abbildet, muss nicht schlimm sein. Jedenfalls dann nicht, wenn wir es uns immer wieder aufs Neue bewusst machen und es den Bildern nicht erlauben, zu scheinbar absoluten Wahrheiten zu gerinnen. Und Personen wie den in den Beispielen genannten sollten wir freundlich, aber klar widersprechen.

Wir haben aber nicht nur feste Bilder in uns, wir neigen auch dazu, diese zu festen Systemen auszuarbeiten. Diese lenken unser Schauen und schließlich auch unser Handeln. Systeme sind in der Pflege und im Umgang mit demenziell veränderten Menschen sehr beliebt. Das kann man gut nachvollziehen, denn die Welt der Demenz wirkt unberechenbar und anarchisch auf uns. Da kann ein System scheinbar notwendige Sicherheit bieten und uns schützen. Leider nimmt es uns jedoch oft das genaue Schauen und das selbstständige Denken ab.

Wenn ich in diesem Zusammenhang von Systemen spreche, meine ich damit ausgebaute Konzepte, die einen bestimmten Gegenstand erklären, einordnen und daraus oft sehr konkrete Handlungsanleitungen entwickeln. Konzepte wie die Validation oder das Böhmsche Biografiemodell sind solche Systeme. Man kann sich darin schulen lassen und ganze Einrichtungen richten ihre Arbeit danach aus. Sie bieten den Handelnden einen Rahmen für den Umgang und die Kommunikation mit den älteren Menschen. Man weiß dann, was wann wie zu tun ist. Einige dieser Konzepte sind ursprünglich gar nicht so fest und starr gewesen, wie sie uns in der Praxis begegnen. Doch neigen die Menschen von jeher dazu, Gedanken und Anregungen zu Lehrgebäuden zu verdichten. Denken Sie an den indischen Prinzen Siddartha, bekannt unter dem Namen Buddha. Auch er hatte eigentlich nicht vor, eine Religion zu stiften. Das hat die Menschen nicht daran gehindert, aus seinen klugen Anregungen ein Religionssystem zu machen.

Fast alle der in der Demenzszene gängigen Systeme setzen an einer wichtigen Praxisfrage an. Wie geht Kommunikation? Welche Rolle spielt die Biografie? Wie finde ich Zugang zu demenziell veränderten Menschen? Wie kann ich mit dem Körpererleben bewusst umgehen? Oft geht es um spezielle Blickrichtungen und Haltungen. Aber oft werden sie auch zu starren Technikbaukästen, an deren Vorgaben sich die Praktiker festhalten.

Mit der Validation hat deren Begründerin Naomi Feil seinerzeit eine große Leistung vollbracht. Den demenziell veränderten Menschen in seinen Gefühlen ernst nehmen! Ihn nicht, wie bis dahin üblich, ständig korrigieren und mit dem konfrontieren, was die sogenannten Gesunden für die Realität halten! Das waren und sind wichtige Prinzipien. Als grundsätzliche Haltung sind sie unverzichtbar. Doch Validation, gleich ob nach Naomi Feil oder nach Nicole Richard, erlebe ich in der Praxis oft nur noch als pure Technik. Da sagt die Pflegekraft: „Ich gehe jetzt mal eine halbe Stunde auf dem Wohnbereich validieren." Oder jemand will wissen: „Wie viele validierende Sätze brauche ich, wenn die Bewohnerin sich bestohlen fühlt? Reichen drei oder muss man mehr verwenden?" Da werden vorgefertigte Sätze abgespult, die aus dem Mund der Pflegenden künstlich klingen.

Der österreichische Pflegewissenschaftler Erwin Böhm ist ebenfalls eine Person, die wichtige und radikale Impulse in die seinerzeit völlig defizitorientierte Demenzpflege getragen hat. Seinem psychobiografischen Modell kann man manches abgewinnen. Doch wenn ich in der Praxis erlebe, wie in nach Böhm zertifizierten Pflegeeinrichtungen ein Konzept durchdekliniert wird, beschleichen mich Zweifel. Das System gibt oftmals vor, wie eine Küche bei Personen einer bestimmten Altersgruppe auszusehen hat, welches Mobiliar zum Einsatz kommen muss und in welcher Schrift Tafeln und Hinweisschilder zu gestalten sind. Aber wird es den Bedürfnissen der dort lebenden Menschen wirklich gerecht, wenn man ein Haus von Kopf bis Fuß nach einem bestimmten Konzept durchstylt?

Vergesst die Systeme!

Jedes System stellt unabhängig von seinem „richtigen" Ausgangspunkt immer auch ein Stück Vergewaltigung der Realität dar. Das Leben lässt sich nicht von einer alles erklären wollenden Lehre erfassen. Es lässt sich nicht in durchkomponierte Systeme pressen.

Oft habe ich kopfschüttelnd in der Praxis beobachten müssen, wie Konzepte als starre Techniken abgearbeitet werden und alles, was nicht in den Rahmen des jeweiligen Systems passt, zurechtgebogen oder einfach ignoriert wird. Das hat zu einer Art Künstlichkeit im Umgang mit den Menschen geführt. Die Frage, die ich mir schon oft gestellt habe, lautet: Brauchen wir nicht eine frische Brise in Form einer „systemfreien" Art des Denkens und des Handelns? Auch wenn es so etwas in Reinform vermutlich gar nicht geben kann: Könnte man nicht dennoch aus jedem der gängigen Systeme den jeweiligen positiven Gehalt herausziehen und sie dann einfach vergessen? Vergessen werden sollten dabei die Anteile, die zu einer selektiven Wahrnehmung und zu normiertem Rezepthandeln führen.

Der Gedankengang geht noch weiter: Viele der florierenden Systeme haben zu künstlichen Verhaltensformen geführt, die einer offenen Begegnung eher im Wege stehen. Eine gewisse Natürlichkeit im Sinne von Unbefangenheit und Intuition ist eindeutig verloren gegangen. Damit geraten auch Fähigkeiten aus dem Blick, über die die meisten Menschen durchaus verfügen. Ob Hauptamtliche oder Ehrenamtliche: Wer mit Personen zu tun hat, deren kognitive Kompetenzen eingeschränkt sind, muss nach allgemeinem Verständnis unbedingt vorab in Validation geschult werden. In Qualifizierungen von Pflegepersonen oder Begleitern gehe ich immer einen anderen Weg. Der Ausgangspunkt für die Frage: „Wie mit dem demenziell veränderten Menschen kommunizieren?" ist immer das eigene Empfinden und Erleben. Jeder Mensch möchte in der Kommunikation mit anderen ernst genommen werden, nicht „überrannt" werden, sich bestätigt fühlen, nicht ständig korrigiert werden und dergleichen mehr. Das ist es, was ich mir klarmachen muss. Eine gute Leitfrage lautet: Wie will *ich* es oder wie würde *ich* es wollen? Wie empfinde *ich* etwas? Ausgehend von einem solchen subjektiven Ansatz ist die Antwort auf die Frage: „Wie mit einem demenziell veränderten Menschen kommunizieren?" meist gar nicht mehr besonders schwierig.

Wer einmal Gelegenheit hat, Kinder zu beobachten, die in Kontakt mit demenziell veränderten Menschen kommen, der wird sich anrühren lassen von der Selbstverständlichkeit, mit der hier Kontakt und Begegnung entstehen. Wie kann das möglich sein, wo doch keines der Kinder vorher in Validation und demenzgerechter

Kommunikation geschult worden ist? Es funktioniert, weil Kinder über einen Reichtum an Unvoreingenommenheit und Intuition verfügen, der ihnen diese Leichtigkeit gestattet. Stellen wir uns nun vor, diese Kinder würden tatsächlich auf den Umgang mit demenziell veränderten Personen so vorbereitet, wie das bei beruflichen und ehrenamtlichen Helfern meist der Fall ist. Der Zauber des unbefangenen Miteinanders würde sich sofort verflüchtigen und derselben distanzierten Künstlichkeit Platz machen wie bei vielen Erwachsenen.

Gedankenspiel „Kindisieren"

Eine Mutter weiß ebenso wie ein Vater in der Regel intuitiv, wie sie mit ihrem neugeborenen Kind umgehen und kommunizieren kann. Sie braucht dazu keine Schulung und kein Konzept. Vieles entwickelt sich auf der Basis von Intuition in einem Prozess. Vielleicht braucht die ein oder andere Person noch flankierende Tipps. Aber das Wesentliche bringt sie in der Regel selbst mit.

Ganz anders, wenn es sich nicht um kleine Kinder, sondern um ältere Menschen mit kognitiven Veränderungen handelt. Hier, so die weitverbreitete Meinung in der Demenzszene, kann und darf niemand ohne Schulung und Training in einem speziellen Kommunikationskonzept losmarschieren. Ob Hauptamtliche oder ehrenamtliche Helfer: Ohne systematische Schulung scheint gar nichts zu gehen!

Wenn man konsequent wäre, müsste man fortan auch ganz anders an die Eltern-Kinder-Beziehung herangehen. So, wie die einen unbedingt validieren lernen müssen, müssten alle werdenden Eltern in speziellen Kursen „kindisieren" lernen. Eine Handvoll Psychologen würde zuvor das Konzept des „Kindisierens" entwickeln und begründen. Aus ihm ließen sich Regeln ableiten. Analog zur Validation müsste man sich das ungefähr so vorstellen: Wenn ein

Kind schreit, weil es Hunger hat, weiß die Mutter, mit welchen Lauten und Sätzen sie antworten muss. Experten hätten das zuvor genau definiert. Wenn das Baby vor Freude juchzt, bestärkt die Mutter das positive Gefühl durch eine Reihe anderer vorbestimmter Laute und kurzer Sätze. Welche das sind, hätte sie zuvor im Kurs gelernt und könnte sie den Lehrmaterialien „Kindisieren" entnehmen. Analog zu der im Feil'schen Validationskonzept formulierten Symbollehre könnten zudem auch für das Kindisieren Symbolbedeutungen definiert werden. Saugt der Säugling beispielsweise an einem Stofftier, hätte das ebenso eine feststehende Bedeutung. Vielleicht die, dass er sich einsam fühlt.

Zugegeben: Das klingt absolut lächerlich, oder? Aber bei Menschen mit kognitiven Beeinträchtigungen finden wir so etwas gar nicht lächerlich, sondern normal und richtig. Hier gilt dergleichen als Beweis für Professionalität und Können.

Möchte man noch mehr Analogien zum Demenzbereich ziehen, könnte das folgendermaßen ausschauen: Dass Eltern vor der Geburt ihres ersten Kindes eine Ausbildung in „Kindisieren" machen müssen, führt dazu, dass neue Schulungsangebote entstehen und sich „Schulen" bilden. „In unserer Kita wird ‚Kindisieren nach Maria Child®' praktiziert", wäre vielleicht auf Flyern zu lesen. Eine andere Kita könnte sich davon abheben, indem sie betont, dass ihre Leute in der Methode „Ganzheitliches Kindisieren nach Helene Girl®" geschult und die Einrichtung entsprechend zertifiziert sei. Gerade für Ausbildungsinstitute und Trainer wäre das eine sehr interessante Entwicklung.

Wenn man einmal von der Absurdität dieses Gedankenspiels absieht, was wäre seine Konsequenz, wenn es dennoch Realität würde? Zwischen Mütter, Väter und Kinder würde sich Künstlichkeit, Distanz und etwas diffus „Falsches" schieben. So, wie ich es öfters bei engagierten Freiwilligen beobachtet habe. Waren sie anfangs noch völlig unbefangen bei Begegnungen mit demenziell veränderten Menschen – und das durchaus „gelingend" –, hatten sie einige

Zeit später diese intuitive „Natürlichkeit" verloren. Stattdessen hatten sie nach diversen Schulungen die als professionell geltenden Attituden und eine Art Plastiksprache übernommen. Die Beziehung zu den älteren Menschen war dadurch eine andere geworden.

Dass Ehrenamtliche immer erst einmal ordentlich nach den gängigen Konzepten geschult werden müssen, gilt als ausgemachte Sache in der Demenzszene und ist in hunderten von Flyern und Projektanträgen nachzulesen. Brauchen sie aber wirklich diese von anderen definierten Schulungen? Mich beschleichen Zweifel. Es stimmt mich nachdenklich, wenn ich auf Ehrenamtliche treffe, deren Sprache sich kaum noch von der geschulter Profis unterscheidet und deren Einstellung sich den gängigen Denkmustern angepasst zu haben scheint. Eine typische Szene: In einer Kneipe fragt mich jemand, wie das denn mit Bewegung bei demenziell veränderten Menschen sei. An meiner Stelle antwortet sofort eine ehrenamtliche Betreuungskraft: Bewegung sei für „die Dementen" ganz wichtig. Das würden „die Dementen" auch wirklich gerne tun. Man müsse natürlich richtig auf sie eingehen. Wichtig sei da vor allem, ihre Gefühle und Bedürfnisse zu validieren. Man müsse Herrn Maier etwa sagen: „Sie sind aber ein fescher Wanderer, Herr Maier." Das sei enorm wichtig, weil „die Dementen" doch auf der Gefühlsebene agieren würden. Aber genau da könne man sie mit validierenden Sätzen gut abholen. Und mit Musik! Mit Musik könne man „die Dementen" noch viel besser abholen. Darum sei es gut, bei einem Spaziergang immer auch Lieder zu singen. Natürlich Lieder „aus der Biografie der Dementen". Denn Biografiearbeit sei ja ganz, ganz wichtig. Und so weiter und so fort.

Nun ja, wird sich jetzt der ein oder andere Leser fragen: Ist das denn falsch? Mir geht es aber mehr um das, was in einer solchen Szene zum Ausdruck kommt. Was mir aus dem Mund der Ehrenamtlichen entgegenkam, wirkte auf mich wie auswendig gelernte Lehrsätze aus einer Schulung: „Wie gehe ich mit Demenzkranken um?" Bei Formulierungen wie „die Dementen" habe ich den Eindruck, dass hier von einer besonderen Spezies Mensch gesprochen wird. Vielleicht nicht gerade von Marsmenschen, aber von irgendwelchen recht fremden und andersartigen Menschen. Solche Plastiksprache ist eine Sprache der Distanz und der Entfremdung, nicht der Nähe und eines unbefangenen Umgangs miteinander. Aber sollte dies die Sprache und die Haltung von Bürgerinnen und Bürgern sein, die mit anderen Bürgerinnen und Bürgern in Begegnung gehen? Auch wenn diese Personen kognitiv etwas anders ticken sollten?

Unterstützung statt Schulung

Wäre es nicht sinnvoller, wenn sich Bürger, Ehrenamtliche, Freiwillige unbefangener auf Menschen mit Demenz einlassen könnten? Ohne vorherige und dauernde Schulung? Stattdessen aber mit Unterstützung! Unterstützung ist etwas anderes als die allseits beliebte Schulung. Unterstützung würde bedeuten, an den konkreten Erfahrungen der Personen anzusetzen, ihre Art zu respektieren und sich dort anzubieten, wo es wirklich benötigt wird. Bei Demenz Support sprechen wir von Lernbegleitung. Das ist das Gegenteil von Schulung. Schulen kann ich jemanden im Umgang mit den Sicherheitsvorkehrungen in einem Betrieb. Aber ich kann nicht wirklich menschlichen Umgang und Sich-aufeinander-Einlassen schulen.

Erfahrungen mit der Kraft einer unverbildeten und nicht gekünstelten Weise des Sich-Einlassens auf demenziell veränderte Menschen habe ich oft machen können. Da waren beispielsweise Frauen, die ursprünglich Kranführerin oder Versicherungskauffrau gewesen waren und die es auf Anhieb schafften, einen Draht zu den kognitiv veränderten Bewohnern ihrer Wohngemeinschaft zu finden. Um sie herum konnten sich Alltag und Normalität ausbreiten. Was ihnen an Wissen fehlte, das konnten sie sich mit Unterstützung recht schnell aneignen. Ihre geschulten und examinierten Kolleginnen taten sich in der Wohngruppe deutlich schwerer, viele scheiterten gar daran. Oder: Beim Aufbau von Wandergruppen, die auch Menschen mit Demenz offenstehen sollten, gingen ehrenamtliche Wanderführer meist sehr klar und erfrischend unkompliziert an die Aufgabe heran. Sobald Altenpfleger dabei waren, ging es sofort um Betreuung und validierende Kommunikation.

Das soll kein unkritisches Hohelied auf sogenannte unqualifizierte Helferinnen und Helfer im Demenzbereich und schon gar kein Plädoyer gegen ausgebildete Fachkräfte sein. Doch schon die Begrifflichkeiten lassen stutzen. Wieso ist jemand, der vielleicht ganz unkompliziert und wertschätzend in Begegnungen mit den älteren Menschen gehen kann, „unqualifiziert"? Und wieso ist eine andere Person, die zwar einen einschlägigen pflegerischen Berufshintergrund vorweisen kann, aber genau das nicht wirklich hinbekommt, eine „qualifizierte Fachkraft"? Wieso loben alle die Unverkrampftheit von Kindern im Umgang mit demenziell veränderten Menschen, misstrauen aber jedem, der nicht die an professionellen Denksystemen ausgerichteten Schulungen durchlaufen hat?

Die besondere Qualität, die gerade von Nicht-Professionellen ausgeht: Braucht es diese nicht unbedingt, wenn wir die schönen Worte von der Zivilgesellschaft und Slogans à la „Demenz geht uns alle an!" wirklich ernst meinen? Begegnung von Bürgerinnen und Bürgern muss möglich sein, ohne dass berufliche Experten gleich herbeispringen und den Beteiligten beizubringen versuchen, wie es „richtig" geht.

Als vor vielen Jahren die Aktion Demenz (19) gegründet wurde, meinten viele derjenigen, die sich dort einbringen wollten, sich erst einmal entschuldigen zu müssen. Wofür? Dass sie keine „Fachleute", sondern „nur" Journalistin, Hausmann, Pfarrer, Techniker oder Pädagoge waren. Verkehrte Welt! Dass Menschen mit einem ganz anderen Hintergrund als dem beruflicher Experten aus der Pflege und der Medizin sich des Themas Demenz annahmen, wirkte wie ein frischer Wind. Nur so konnte Demenz endlich auch aus einer zivilgesellschaftlichen Perspektive betrachtet werden.

Auf die Frage, was ich mir wünschen würde, sollte ich selbst kognitive Einbußen erleben und auf die Hilfe anderer angewiesen sein, habe ich einmal geantwortet: Ich möchte möglichst wenig berufliche Helfer und Experten um mich herum haben. Bei den anwesenden Vertretern helfender Berufe kam das nicht unbedingt gut an. Aber es war ernst gemeint. Der Sozialpsychiater Klaus Dörner hat sinngemäß formuliert: Teilhabe kann nur von Bürger zu Bürger geschehen und nicht vom professionellen Helfer ausgehen (20). Eben! Weil ich aber vor allem leben, wohnen und dabei sein möchte – und nicht gepflegt, betreut und auch nicht gemanagt –, genau deshalb brauche ich Menschen um mich herum, die kein primär berufliches Interesse an mir haben. Und da, wo ich gute Pflege und Betreuung benötige, da soll es auch die Profis geben. Aber eben nur so viel wie nötig.

Die im Schatten stehen

Oder: Wieso fragt eigentlich niemand die Betroffenen?

*„Ich bin Richard. Und ich werde Richard bleiben bis zu meinem letz-
ten Atemzug." Richard Taylor beendet seinen Vortrag. Betroffenes
Schweigen, dann minutenlanger Beifall. „Stimmig" heißt die Veranstaltung, zu der die Demenz Support Stuttgart im Jahr 2010 eingeladen hat. Und im Untertitel: „Menschen mit Demenz bringen sich ein."
Richard Taylor aus den USA ist solch ein Mensch mit Demenz. Und
auch James McKillop aus Schottland. Und Christian Zimmermann
aus München. Eine Reihe weiterer Menschen, die aus verschiedenen
Teilen Deutschlands nach Stuttgart gekommen sind, gehört ebenfalls
dazu. Zum ersten Mal in Deutschland stehen sie im Mittelpunkt einer Veranstaltung, bestimmen sie, gestalten und füllen sie. Nach zwei
Tagen geht „Stimmig" zu Ende. Und soll Folgen haben.*

Einige Wochen später sitze ich mit wichtigen Vertretern der deutschen Demenzszene zusammen. Auch hier hat „Stimmig" (21)
Wirkung gezeigt. Zuerst einmal ist man verunsichert. Wie kann es
sein, dass Menschen, die teilweise zehn oder zwölf Jahre mit einer
Demenzdiagnose leben, auf einer Bühne stehen, über ihre Situation sprechen und den anwesenden Profis und Angehörigen ihre
Forderungen mitteilen können? So etwas entspricht schließlich in
keiner Weise dem Bild, das jahrzehntelang propagiert wurde. Die
Verunsicherung findet im Vorschlag einer Teilnehmerin der Ge-
sprächsrunde ihren Ausdruck: Man müsse vielleicht überlegen,
die Definition einer Demenz höher zu schrauben. Dann könne ein
Mensch wie Richard Taylor sich nicht mehr als Alzheimerbetroffe-
ner präsentieren. Denn es bringe die Menschen doch völlig durch-
einander, wenn solch scheinbar fitte Personen wie bei „Stimmig"
als Demenzbetroffene aufträten. Zum Glück ist dieser abstruse
Vorschlag schnell vergessen.

Unterschiedliche Bilder von Demenz

Beim Wort „Demenz" steigt bei der Mehrheit aller Menschen sofort ein bestimmtes Bild auf. Das sieht, etwas zugespitzt, so aus: Ein
sehr alter Mensch, nur mit einem Nachthemd bekleidet, schleicht
über den Gang eines Pflegeheims. Er gibt unverständliche Laute
von sich und reagiert auf andere Menschen in der Regel gar nicht.
Allerdings kommt es manchmal zu plötzlichen Wutausbrüchen,
von denen die anderen Bewohner sehr verschreckt werden.

Dagegen nun das Bild aus der Veranstaltung „Stimmig": Ein
Mann, eine beeindruckende Erscheinung, steht auf der Bühne und
spricht vor über zweihundert anderen Menschen über sein Erleben
und Empfinden. Und das in klaren und ergreifenden Worten. Was
hat dieser Mann mit Demenz oder Alzheimer zu tun? Eine ganze
Menge. Denn wenn er nach seiner Rede, die manchen im Saal zu
Tränen rührt, die Bühne verlässt, wird er sich verirren. Zu Hause,
so berichtet seine Frau, findet sie oft bei ihrer Rückkehr von der
Arbeit Haus, Kühlschrank und Schränke offen vor. Ihr Mann sitzt
derweil auf dem Sofa und weiß nicht, was geschehen ist und was
das alles mit ihm zu tun haben soll. Oft ist er verzweifelt. All das
ist etwas, was jedermann sofort mit Demenz in Verbindung bringt.
Die ergreifende Rede aber nicht. Und schon gar nicht beides zusammen in einer Person.

Aber genau so kann das, was man heute Demenz nennt, auch
aussehen! Viele hunderttausend Menschen in unserem Land erleben kognitive Veränderungen, die auf den ersten Blick nicht so dramatisch erscheinen mögen. Man sieht sie den betroffenen Personen
nicht gleich an, sie fallen nicht so auf. Und dennoch sind sie in gewisser Weise dramatisch. Denn sie führen zum Herausfallen aus der
Welt. Die Welt sieht es nur nicht. Die Menschen, von denen hier die
Rede ist und die oft missverständlich als Frühbetroffene bezeichnet
werden, fallen aufgrund der Veränderungen aus vielen Kreisen heraus: Wenn sie jünger sind: aus dem der Berufstätigen. Unabhän-

gig vom Alter: aus dem des Sports, des Autofahrens, des Radfahrens, der selbstständigen Nutzung öffentlicher Verkehrsmittel, des Joggens, Spazierengehens, des Besuchs kultureller Veranstaltungen und vielem mehr. Aus allem, was andere selbstständig tun können und was sie zuvor selbst tun konnten. Sie zählen nicht mehr zu den Gesunden. Sie sind fortan anders. Sie werden leicht übersehen. Sie fallen nicht auf. Auch deshalb nicht, weil sie sich meistens von allein zurückziehen. Oder weil sie ihren Angehörigen peinlich sind.

Für sie gibt es eigentlich nicht viel zu tun. Vieles geht nicht mehr und das „Demenzsystem" kann ihnen in der Regel nichts anbieten. „Mein Mann saß da in einer Betreuungsgruppe und sollte sich mit älteren Damen Luftballons zuwerfen. Das geht doch gar nicht!" Wie oft habe ich solche oder ähnliche Sätze gehört! Sie sind Ausdruck einer realen Misere. Das System der Hilfen im Bereich Demenz hat bis auf wenige Ausnahmen ganz andere Betroffene im Blick. Und professionelle Helfer verstehen oft nicht, worum es denen geht, die nicht dem Bild des stark bis völlig hilfebedürftigen Menschen entsprechen. Kürzlich berichtete eine Sozialpädagogin auf einer Konferenz in Berlin von den Erfahrungen aus ihrem Projekt. Dort formulieren in moderierten Runden, an denen auch Angehörige und einige professionelle Helfer teilnehmen, Demenzbetroffene ihre Wünsche und Vorstellungen. Immer, wenn man über diese Wünsche mit anderen professionellen Helfern ins Gespräch gehe, passiere Folgendes: Warum sie denn nicht in die Betreuungsgruppen kämen, die es doch ausreihend gebe, würden die Demenzbetroffenen gefragt. Oder: Ob sie sich denn vorausschauend nach guten Pflegeheimplätzen umgeschaut und eine Vorsorgevollmacht aufgesetzt hätten. Dabei, so die Projektleiterin, sei das, was die betroffenen Menschen wollten und einforderten, doch etwas ganz und gar anderes: dabei bleiben, mittendrin sein, schöne Dinge tun, Normalität leben und Lebensfreude haben. Deutlicher kann man die Sprachlosigkeit zwischen klassischem Hilfesystem und sogenannten Frühbetroffenen kaum ausdrücken!

Von Podien und Medien

Einerseits haben Aktivitäten à la „Stimmig" einiges im deutsch-sprachigen Raum in Bewegung gebracht. Dass Demenz nicht unbedingt völliges Angewiesensein auf fremde Hilfe bedeuten muss, haben mittlerweile weit mehr Menschen begriffen. Menschen mit Demenz treten heute durchaus selbst in den Medien auf. Auch auf Veranstaltungen kann man einzelne erleben. Vor wenigen Jahren war das undenkbar!

Und dennoch hat diese positive Entwicklung auch wieder eine Kehrseite. Vieles stellt nur kurzatmiges und viel zu oberflächliches Reagieren auf ein nicht mehr zu übersehendes Phänomen dar. Mehr Schein als Sein. Nebel!

„Guten Tag, wir veranstalten im März einen Demenzfachtag. Wir hätten gerne einen Demenzkranken im Programm. Können Sie uns jemanden vermitteln?" Solche Anfragen habe ich schon oft beantworten müssen. Sie zeigen im Prinzip erst einmal auf, dass sich tatsächlich etwas bewegt hat. Wenn auf einem solchen Fachtag schließlich Mitglieder einer Selbsthilfegruppe demenziell veränderter Menschen ihre Sicht der Dinge formulieren, ist das auf jeden Fall ein guter Anfang. Oft bleibt es aber bei einem kurzen Akt, der schnell wieder vergessen ist. Wie erreiche ich Menschen mit kognitiven Beeinträchtigungen bei mir vor Ort? Wie entwickle ich hier mit Partnern gemeinsam Initiativen, um diesem Personenkreis Möglichkeiten der Artikulation und des Mitmachens zu eröffnen? Das wären die Fragen, die sich einem eher symbolischen Auftritt auf einem Demenztag anschließen müssten. Doch die bleiben meist aus.

In den Medien konnten wir letzter Zeit einige sehr gute Beispiele verfolgen, in denen Demenzbetroffene selbst zu Wort kamen. Das betrifft vor allem Printmedien. Meine Erfahrungen mit dem Fernsehen sind dagegen eher ernüchternd. Immer, wenn etwas scheinbar Aufsehenerregendes geschehen ist, laufen die Telefonhörer heiß. Als Gunter Sachs sich aus Angst vor Alzheimer erschoss oder „der Fall" Rudi Assauer hochkochte, war das beispielsweise so: „Wir haben heute Abend eine Sendung in Köln und hätten gerne einen Demenzkranken dabei. Sie stehen doch mit Christian Zimmermann (22) in Kontakt. Könnten Sie heute Abend mit ihm nach Köln in die TV-Runde kommen?" Niemand bei dem Sender macht sich die Mühe, einmal genauer zu überlegen: Auf die Schnelle irgendwo hinfliegen und sich in ein Studio setzen – ist das die lockerste Sache der Welt, ganz gleich ob für einen Menschen mit oder ohne demenzielle Veränderung? In einer Live-TV-Runde mit einem Mediziner und in einem Fall sogar mit dem amtierenden Bundesgesundheitsminister zu sitzen – ist das nach Meinung der Medienleute etwa ein passendes Format für einen Demenzbetroffenen? Soll er dort vielleicht mit dem Minister über die neuen Regelungen des Pflegeversicherungsgesetzes diskutieren? Absurd! Im TV kann man leider immer wieder Sendungen verfolgen, bei denen man einen Demenzbetroffenen zur Garnierung einer illustren Runde ins Studio geholt hat. Das sieht gut aus, ist aber selten durchdacht und von einem ernsthaften Interesse getragen.

Besonders ärgere ich mich, wenn bei solchen – prinzipiell ja nicht schlechten – Anfragen auch noch gefeilscht wird. Wenn ein Demenzbetroffener kommt, dann soll es eine vollkommen medientaugliche Person sein. Sprachprobleme – das geht nicht! Zeit für das Verstehen von Fragen und erst recht für deren Beantwortung benötigen – das kann man sich nicht erlauben. So ein „richtiger Demenzkranker" in der Sendung, das wäre schön. Aber bitte nur einer, der genauso tickt wie die anderen Gäste. Oder einer, der dabei sitzt und nicht so viel Arbeit macht.

Bedauerlicherweise habe ich so etwas auch bei ganz normalen Veranstaltungen erlebt. Hier gab es ebenfalls einzelne Demenzbetroffene, die gerne eine aktive Rolle übernommen hätten. Aber auch hier entsprachen sie nicht dem Bild eines tauglichen Demenzkranken, wie ihn sich der Veranstalter wünschte. Jemand, der nur

sehr schwer zu verstehen ist – das kann man schließlich den Veran-
staltungsteilnehmern nicht zumuten.

Die Betroffenen einbeziehen!

Doch geht es beileibe nicht nur um Fernseh- und Veranstaltungs-
auftritte. Diese können, wenn sie gut sind, zwar eine wichtige Rolle bei der Veränderung von Bildern in den Köpfen der Menschen
spielen. Wirklich entscheidend ist aber, was sich konkret vor Ort
tut. Und da sieht es eher mau aus.

Menschen mit sogenannter Frühdemenz haben immer noch
wenige Möglichkeiten, sich aktiv zu betätigen und einzubringen.
Dabei gibt es hervorragende Beispiele, wie so etwas aussehen kann.
Sei es in Form von Selbsthilfegruppen, sportlicher oder kultureller
Angebote (23). Die meisten Angebote des offiziellen Hilfesystems
haben aber andere „Demenzkranke" im Sinn.

Angebote, etwas anbieten: Diese Begriffe verweisen auf ein
grundsätzliches Problem. Im Demenz- und Altenhilfesystem ist
es üblich, dass Anbieter Angebote machen, also Pflegeeinrichtungen, Wohlfahrtsverbände, Vereine und Projekte. Sie bieten solche
Dienstleistungen an, von denen sie glauben, dass zum Beispiel
Demenzbetroffene oder deren Angehörige sie unbedingt benötigen. Sie meinen, das zu wissen. Und das meinen sie, weil es ja
Experten gibt, die unermüdlich forschen und publizieren und
scheinbar objektive Erkenntnisse produzieren. Leider glauben die
Anbieter, aber auch die Politiker und viele mehr, aber nur, etwas
zu wissen, während sie es eben doch nur glauben. Das Problem
ist: Man befragt in der Regel nicht diejenigen, für die die vielen
Angebote eigentlich gedacht sein sollen. Partizipation ist leider
immer noch ein Fremdwort, wenn es um Menschen mit kognitiver Veränderung geht. Und deshalb gibt es viele Angebote, die
keine rechte Nachfrage finden wollen. Und darum fehlt es auf der

anderen Seite an Angeboten, die sich die Betroffenen tatsächlich wünschen.

Dabei können viele Menschen mit kognitiven Veränderungen ihre Vorstellungen und Wünsche sehr gut formulieren. Sie können sich aktiv in Diskussions- und Planungsprozesse einbringen. In Duisburg haben das die Mitglieder einer Selbsthilfegruppe bei der Entwicklung eines kulturellen Teilhabeangebots mit einem Museum getan (24). In der Zeitschrift *demenz.DAS MAGAZIN* diskutieren Demenzbetroffene regelmäßig sie betreffende Fragen (25). Und in Berlin tun sie das im Rahmen sogenannter trialogischer Runden auch (26).

Die eigenen Interessen und Wünsche artikulieren: Das können nicht nur sogenannte Frühbetroffene, aber sie können es natürlich viel deutlicher als andere Personen. Und deshalb gilt es, vor Ort im Kopf umzuschalten und diese riesige Chance zu ergreifen. Was brauchen wir vor Ort? Vielleicht ist das gar nicht die von den Profis gewollte Beratungsstelle für Frühdemenz oder noch ein Alzheimer-Tanzcafé. Vielleicht sollte es eher darum gehen, die ansässigen Sportvereine dazu zu bringen, sich für Menschen mit kognitiven Problemen zu öffnen. Oder die Bahnhofshalle so umzugestalten, dass man in ihr nicht völlig die Orientierung verliert. Das kann man alles erfahren, wenn man die Betroffenen fragt und einbezieht. Partizipation heißt das Zauberwort.

Andere Formen sind gefragt

Wie soll das gehen? Mit Sicherheit nicht mit den alten Instrumenten, derer man sich normalerweise bedient. Der klassische Fragebogen wird nicht ausreichen. Die Einladung zum Arbeitskreis: „Wie soll unsere Stadt aussehen?" ebenfalls nicht. Selbst dann nicht, wenn man hineinschreibt: „Ganz besonders sind Demenzkranke eingeladen." Es werden andere Formen der Ansprache, des Gesprächs, der Diskussion und der Arbeit an einer Frage benötigt. Statt des Fragebogens wird das vielleicht das zweistündige, frei flottierende Gespräch sein. Statt der üblichen Diskussion in einer Arbeitsgruppe müssen andere, partizipative Arbeitsformen gefunden werden. Mit der Wahl eines sogenannten Demenzbetroffenen in ein klassisches Gremium kann man sein Gewissen beruhigen, mehr als eine Farce wird dabei aber selten herauskommen. Dass es anders geht, zeigen noch wenige, dafür aber erfolgreiche und kopierfähige Beispiele aus der Praxis (27).

„Demenz hat viele Gesichter", werden viele Fachveranstaltungen betitelt. Stimmt. Nur müssen wir diese vielen Gesichter der Gehirnalterung auch in der Praxis wahrnehmen. Und dazu brauchen wir jede Menge Fantasie und Kreativität.

Mit Sprache Mauern bauen

Oder: Wer will schon in ein Alzheimer-Tanzcafé?

Sabine Bermann lebt in einer kleinen Stadt in Süddeutschland in einer gemütlichen Zweizimmerwohnung. Obwohl ihre beiden Kinder ihr raten, in ein Pflegeheim zu ziehen, möchte sie davon nichts wissen. Mit ihren 84 Jahren fühlt sie sich noch recht fit und kommt im Alltag klar. Dass ihr Gedächtnis nicht immer so funktioniert, wie sie es sich wünscht, das bemerkt sie schon. In die Stadt geht sie nicht mehr so gern wie früher. So vieles hat sich da verändert. Es fällt ihr manchmal schwer, sich noch zurechtzufinden. „Mama, ich glaube, du hast Alzheimer!", hat ihre jüngere Tochter beim letzten Besuch geäußert. Da ist sie richtig wütend geworden. So könnte das den anderen passen! Erst zur Alzheimerkranken erklären und dann ins Heim abschieben! Aber nicht mit ihr! Ihre Töchter werfen ihr immer vor, sie würde gar nichts mehr unternehmen und nur noch zu Hause hocken. Ja, wenn sie irgendwo zum Tanzen hingehen könnte! Getanzt hat sie ihr Leben lang gerne. Und sie hätte auch heute noch Lust dazu. Als sie das ihren Töchtern erwidert hat, haben die ihr beim nächsten Besuch einen Flyer mitgebracht. „Einladung zum Alzheimer-Tanzcafé", stand darauf. „Verdammt, ich geh doch nicht zu so einem Alzheimer-Tanzgedöns", hat Sabine Bermann da wütend ausgerufen. Ihre Töchter waren pikiert. Gestern hat ihre Nachbarin Frau Mühl sie angesprochen. In einem Lokal in der Stadt werde am kommenden Samstag ein Tanzschwoof für Jung und Alt angeboten. Mit Kapelle sogar! Im Flyer steht, jedermann könne teilnehmen. Selbst Handicaps wie Gedächtnisprobleme seien kein Hinderungsgrund. Frau Bermann ist interessiert. „Ja, wenn Sie auch Lust haben", wendet sie sich an ihre Nachbarin.

Die Sprache ist eine der wichtigsten Errungenschaften in der Entwicklung des Menschen. Sie ist mächtig: Wie wir über Dinge reden, das hat Bedeutung. Auch, wie wir über Menschen sprechen – zum Beispiel über solche mit kognitiven Veränderungen und über das, was man heute noch „Demenz" nennt. Wenn jemand über eine Frau sagt, dass sie als Prostituierte tätig sei, dann ist das nicht dasselbe, als wenn er sie als Nutte bezeichnet. Ob ein Jugendlicher zu seinem behinderten Mitschüler Dieter sagt oder ihn als Mongo oder Spasti tituliert, besagt viel. Sowohl die Nutte als auch der Mongo oder Spasti lassen Respektlosigkeit, zumindest aber mangelnde Sensibilität erkennen.

Der Demenzkranke total

Wie wird bei uns über Menschen gesprochen, die mit Gedächtnisproblemen und dem Abbau einzelner kognitiver Leistungen leben (müssen)? In der Regel werden sie als Demenzkranke bezeichnet. Demenzkranker – das sagen der Arzt und der Angehörige. Pflegekräfte verwenden diesen Begriff und auch der „normale" Bürger. Der Begriff definiert einen Status: den des Kranken. Geradezu exzessiv wird in vielen Büchern und Vorträgen der Demenz*kranke* bemüht und zitiert. Der Mensch verschwindet hier völlig hinter der Zuschreibung der Umwelt. Es ist verblüffend zu beobachten, wie Menschen mit einer sogenannten Demenz zum „totalen Demenzkranken" gemacht werden. Wenn meine Nachbarin Krebs hat, dann wird sie in der Regel weiterhin Frau Müller bleiben. Daran ändert der Krebs nichts. Wenn Frau Müller aber eine Demenzdiagnose erhalten hat, ist sie von Stunde an nur noch die Demenzkranke oder die demenzkranke Frau Müller. Demenzbetroffene haben weltweit immer wieder auf diesen Umstand hingewiesen: Mit der Zuweisung einer Diagnose beziehungsweise eines Begriffs scheint sich für sie ein Kippschalter umzulegen (28). Das Leben als Frau Müller endet und das als Demenzkranke beginnt. Die Frau Müller, bei der Krebs festgestellt wurde, wird für den Arzt und auch für andere zwar eine Krebskranke bleiben. Aber niemals würde sie so ausschließlich und in allen Lebensbereichen auf den Status einer Kranken reduziert werden, wie das Menschen mit Demenz erleben.

Arbeitsgruppensitzung im lokalen Netzwerk „Demenz": Es geht um neue Betreuungsgruppen, die initiiert werden sollen. Auch ein Besuchsdienst soll entstehen. Damit die Angehörigen auch einmal für kurze Zeit etwas für sich tun können, sollen die Patienten in den Wohnungen betreut werden. Stopp! Welche Patienten denn bitte? Macht der Arzt einen Hausbesuch bei seinen Patienten? Nein. Ehrenamtliche Helferinnen sollen ältere Menschen besuchen. Aber das sind nicht ihre Patienten! Warum werden sie denn so genannt? Auch in Tagespflegeeinrichtungen oder Heimen erlebe ich es oft, dass wie selbstverständlich von Patienten gesprochen wird. Warum sind die Menschen, die eine Tageseinrichtung besuchen und dort essen, „Mensch ärgere dich nicht" spielen oder ein Mittagsschläfchen halten, die Patienten der dort tätigen Betreuungskräfte? Und die Pflegekraft oder die Hauswirtschaftskraft im Heim sind doch nicht die behandelnden Ärzte der dort lebenden Bewohner!

Ein Patient ist jemand, der ärztliche Dienstleistungen oder Dienstleistungen anderer Personen, die eine Heilbehandlung durchführen, in Anspruch nimmt (29). Doch in keinem der genannten Beispiele geht es darum. Hier geht es um Besuche, Gespräche, Spielen, Essen, Wohnen – um das alltägliche Leben.

Man sieht: Für Menschen mit kognitiven Beeinträchtigungen scheinen spezielle Regeln zu gelten. Sie sind Kranke oder Patienten – offensichtlich für jedermann! Ist diese falsche Benennung eine harmlose Angelegenheit? Ich denke nein. Unser System von Pflege und Betreuung scheint gegenüber einer bestimmten Gruppe von Menschen großen Wert auf eine hierarchische Ordnung zu legen, in der die Rollen klar verteilt sind: hier die Gesunden, die Wissenden und die Helfenden. Dort die Unwissenden, die Hilfebedürftigen, die Kranken und die Patienten – was bekanntermaßen vom lateinischen „patiens" kommt. Und das bedeutet „geduldig, aushaltend, ertragend". Der eine tut, der andere erträgt geduldig. Eine Patient-Arzt-Beziehung ist immer asymmetrisch. Ist das so reizvoll, dass man deswegen gerne alle Menschen mit kognitiven Veränderungen für jedermann zum Patienten macht?

Die Wucht der Wörter

In den zurückliegenden Jahren hat es erste Schritte der Veränderung gegeben. Viele Menschen sprechen bewusst von Personen mit Demenz oder von Menschen mit demenziellen Veränderungen. Damit soll deutlich gemacht werden, dass die Betroffenen vor allem Personen und Menschen sind – und es bleiben! Doch „ohne Geist", sprich: „dement", bleiben sie sprachlich auch hier. Und wenn gelegentlich Personen zum Kürzel „MmD" gemacht werden, lässt das nicht auf Wertschätzung schließen.

Wörter und Begriffe sind nicht beliebig, sie sind nicht harmlos und im Grunde unwichtig. Sie können Waffen mit verheerender Wirkung sein. Was geschieht, wenn wir andere Personen konsequent als Kranke und Patienten abstempeln? Wir trennen dadurch Menschen und schaffen Distanz zwischen ihnen. In den meisten Fällen geschieht das sicherlich unbewusst. Oft wird es aber gewollt sein: Indem ich den anderen zum Kranken und Defizitären mache, kann ich mich selbst umso mehr als gesund und ganz empfinden. Und wer möchte das nicht?

Eine Ärztin hat in einem Disput über Begriffe einmal formuliert: „Da können Sie sich auf den Kopf stellen: Von Ihnen und anderen lassen wir uns unsere Demenzkranken nicht wegnehmen!" Klarer und eindrucksvoller hat selten jemand auf den Punkt gebracht, worum es eben auch bei der Debatte um Sprache geht: um Macht. Nicht allein die Medizin, auch andere Disziplinen definieren und legitimieren sich nun einmal über Kranke und Krankheiten. Da passen Diskussionen um andere Begrifflichkeiten, hinter denen ja nicht nur Worte, sondern Sichtweisen stehen, schlecht hinein. Und darum kann man sich „seine" Demenzkranken auch nicht terminologisch fortnehmen lassen. Ganz nebenbei werden auch noch Besitzansprüche geltend gemacht: Menschen mit Demenz gehören nicht sich selbst, sie gehören anderen. Nebenbei erwähnt: Wie oft hören wir in Pflegeeinrichtungen Phrasen wie „unsere Bewohner", „unsere Dementen" oder „unsere Frau Müller"? Vielleicht ist das oft sogar durchaus liebevoll gemeint. Häufig klingt es aber wie eine Besitzanzeige.

Mit Begriffen kann man nicht nur verletzen, sie dienen oft auch der Zementierung von Herrschaftsansprüchen. Und die Definitionsmacht über das Phänomen Demenz und die wachsende Zahl der Betroffenen beansprucht nach wie vor das Profisystem.

Vergiftete Worte

Wir können nicht so tun, als seien Demenz und Alzheimer jungfräuliche Begriffe. Sie gelten für die meisten Menschen in unserer Gesellschaft als Synonyme für Abbau, Defizite, Geistlosigkeit und ein unwürdiges Leben. „Lieber tot als dement" – wie viele Menschen würden diesen Satz wohl bedenkenlos unterschreiben? Wir haben es hier mit zwei Wörtern zu tun, die bei unzähligen Menschen Angst und Schrecken auslösen und zu Abwehr führen. Doch wenn etwas Angst, Schrecken und Abwehr auslöst – wie kann es dann gut sein? Wem nützt es noch? Wie kann man ernsthaft daran festhalten?

Beide Begriffe haben eine Geschichte, die sich aus den Köpfen der Menschen nicht mehr löschen lässt. Was auch immer einmal mit ihnen bezweckt worden ist, heute sind sie vergiftet und unbrauchbar. Daran ändern auch die vielen schönen Aufklärungskampagnen und Aktionen nichts.

Sprache und Begriffe können Barrieren errichten. Gerade mit Blick auf sogenannte Frühbetroffene ist das regelmäßig der Fall. Hier kann das Gift von Wörtern wie Alzheimer oder Demenz besonders stark wirken. Das bemerken in letzter Zeit immer mehr Menschen. Da berichtet eine Sozialarbeiterin, dass das schöne neue Angebot in ihrer Stadt – Gymnastik für Demenzkranke – leider nicht angenommen werde. Ein Herr erklärt mir, dass er gerne tanzen gehen würde, jedoch nicht ins Alzheimer-Tanzcafé. Die Fachkraft eines kommunalen Dienstes berichtet mir von einer für sie spannenden Erfahrung: Man hatte in ihrer Stadt im Rahmen einer Demenzkampagne vier verschiedene Postkarten entwickelt, die in der Fußgängerzone verteilt wurden. Auf dreien davon hieß es vorne in dicken Lettern: „Haben Sie sich schon einmal Gedanken über Demenz gemacht?" Niemand wollte diese Karten annehmen. Auf der vierten stand auf der Vorderseite etwas anderes, das Wort Demenz tauchte dort nicht auf. Diese Karte wurde gerne genommen und es kam zu interessanten Gesprächen – natürlich über Demenz!

„Feigheit!", rufen nun die einen. Sich nicht zu trauen, die Dinge beim Namen zu nennen, das könne doch keine ernsthafte Strategie sein. Demenz sei Demenz, und diese sei nun einmal eine Krankheit. Genau das müsse deshalb auch genau so benannt werden. Verstecken und Verschweigen gälten nicht!

Ich denke, diejenigen, die so etwas äußern, haben den Kern des Problems nicht erkannt. Worum geht es? Darum, Menschen zu erreichen oder sie abzuschrecken? Frau Bermann, die Dame aus dem Eingangsbeispiel, hat recht: Warum sollte sie bitteschön zu einem Alzheimer-Tanzcafé gehen? Warum sollen das viele andere tun, die das Tanzen lieben, ganz gleich, wie ihr Gedächtnis tickt und ob ihnen irgendjemand eine Demenz bescheinigt hat?

Nur wer seine Krankheit nicht leugne, sondern sie annehme, könne mit ihr zurechtkommen, heißt es oft. Ich erinnere mich an intensive Debatten mit Vertretern aus der Demenzszene, bei denen es um Selbsthilfegruppen für Menschen mit Demenz ging.

Natürlich müsse eine Demenzdiagnose die Voraussetzung für den Zugang zu einer solchen Gruppe sein, wurde argumentiert. Ohne Diagnose – no entry! Wie abstrus! Ich kannte eine Reihe von Selbsthilfegruppen, die bewusst auf solch ein Ausschlusskriterium verzichtet hatten. An den Treffen nahmen Menschen teil, die auf keinen Fall als Alzheimerkranke bezeichnet werden und bewusst keine medizinische Diagnostik wollten. Sie alle hätten nach den Vorstellungen meiner Diskussionspartner außen vor bleiben müssen. Denn sie seien, so der Glaube, nicht bereit gewesen, ihre Situation anzuerkennen – was eine Voraussetzung für Selbsthilfe sei. Das aber ist ein Irrglaube! In den Gruppen setzten sich diese Personen gemeinsam mit anderen sehr intensiv mit ihrer Situation auseinander: mit ihren Gedächtnisproblemen und mit der nachlassenden Orientierungsfähigkeit. Mit ihren Befürchtungen und mit ihrer Scham. Von Verleugnung keine Spur! Aber sie wollten sich keine Demenzdiagnose aufzwingen lassen, weil sie ahnten, was dann passieren würde. In der Praxis erlebe ich ständig, wie recht die Psychologin Elisabeth Stechl hat, die im Rahmen ihrer Studien festgestellt hat: Man kann mit vielen Demenzbetroffenen gut über ihre Situation sprechen, solange man nicht versucht, ihnen ein Etikett aufzudrängen. Wenn sich Menschen dagegen wehrten, dann sei das in der Regel nicht Verleugnung, sondern ein notwendiger Abwehrreflex gegen Diskriminierung und Stigmatisierung (30).

Das Beharren vieler Profis auf einer von ihnen vorgegebenen Terminologie und von ihnen bestimmten Vorgehensweise zeugt von einer rückwärtsgewandten Geisteshaltung: Wir, die Profis und selbsternannten Experten, diktieren, was richtig ist! Diese Haltung nimmt die Menschen nicht ernst. Sie lässt hunderttausende Menschen außen vor. Sie errichtet Mauern, statt Tore zu öffnen und die Menschen zum Gespräch einzuladen.

Abgrenzen und vernebeln

Oder: Nicht nur für erleuchtete Kreise verständlich sein

So?
„Jeder Führerscheininhaber ist dazu verpflichtet, eigenverantwortlich Vorsorge zu tragen, dass er andere Verkehrsteilnehmer nicht gefährdet (§ 2 Fahrerlaubnisverordnung FeV).
Eine Demenzdiagnose in einem frühen Stadium bedeutet nicht automatisch, dass eine Fahrtauglichkeit nicht mehr gegeben ist. Die Beeinträchtigungen sind von Person zu Person verschieden und werden durch die Symptome der Krankheit bestimmt, z. B. Orientierungsstörungen, verlangsamte Reaktionsfähigkeit und Konzentrationsschwierigkeiten. Die Fahreignung erfordert aber:
* *Orientierungsvermögen*
* *Aufmerksamkeit*
* *Konzentrationsfähigkeit*
* *Reaktionsvermögen*
* *Belastbarkeit*
* *Verhaltenskontrolle“*

Oder so?
„Sie haben mit dem Führerschein die Verantwortung für Ihre Fahreignung und Ihre Fahrtauglichkeit übernommen. Sie sind verpflichtet, dafür zu sorgen, dass andere Menschen nicht gefährdet sind. Die Diagnose Demenz heißt nicht, dass Sie sofort nicht mehr Auto fahren sollen.
Aber durch die Diagnose gibt es Veränderungen:
* *Ihre Orientierung wird schlechter.*
* *Sie können sich nicht mehr so gut konzentrieren.*
* *Ihre Aufmerksamkeit nimmt ab.*
* *Sie brauchen mehr Zeit, um zu reagieren.*
* *Ihre Belastbarkeit verändert sich.“ (31)*

Seit einiger Zeit wird – auch mit Blick auf demenziell veränderte Menschen – über sogenannte „Leichte Sprache" diskutiert. Manchmal wird sie auch „barrierefreie Sprache" genannt. Das Ziel: Es soll so formuliert werden, dass alle das Geschriebene gut verstehen können. Im deutschsprachigen Raum wurde Leichte Sprache von „Mensch zuerst", einem Zusammenschluss von Menschen mit Lernschwierigkeiten, und anderen entwickelt. Leichte Sprache ist vor allem für diesen Personenkreis gedacht, den man früher als „Menschen mit geistiger Behinderung" bezeichnete, aber auch für Personen mit Lese-, Schreib-, Hör- oder anderen Beeinträchtigungen. Auch mit Blick auf Menschen mit Demenz wurde begonnen, über Leichte Sprache nachzudenken, wenn auch noch sehr zaghaft. Teilhaben zu können, so wie es die UN-Behindertenrechtskonvention für alle Menschen fordert, ist zu einem bedeutenden Teil an die Fähigkeit gebunden, Informationen verstehen zu können. Leichte Sprache kann dabei sicherlich prinzipiell unterstützen. So gesehen ist es zu begrüßen, wenn mit ihr hier und dort – mehr zu behaupten wäre vermutlich vermessen – erste Versuche unternommen werden (32).

Aber wie mit allem in der Welt ist es auch mit der Leichten Sprache nicht nur einfach. Es gibt Kritik: zum Beispiel, dass sie oft kindlich wirke oder wichtige Inhalte durch das Zusammenfassen und Kürzen von Informationen verloren gingen. Solche Kritik wird keineswegs nur von beruflichen Fachleuten geäußert. Auch Demenzbetroffene, die dazu befragt wurden, sahen hier Probleme. Was von der einen Person als sehr angenehm und hilfreich empfunden wird, kann bei einer anderen Person das Gefühl auslösen, man würde sie durch „Kindersprache" veralbern. Sicherlich ist es sinnvoll, die Potenziale und Grenzen Leichter Sprache für Menschen mit kognitiven Veränderungen weiter auszutesten. Wie wäre es aber, wenn wir uns zukünftig vor allem über *leicht verständliche Sprache* Gedanken machen würden – was nicht dasselbe ist!

Leicht verständliche Sprache: von Profis!

Sprache, die für möglichst alle oder zumindest sehr viele Menschen verständlich ist: Was könnte man ernsthaft dagegen einwenden? Aber es wäre verkürzt, dabei nur an spezielle Gruppen wie Menschen mit Lernschwierigkeiten oder Menschen mit Demenz zu denken. Es kann dabei nicht allein um Flyer, Broschüren oder andere Veröffentlichungen für diese Personengruppen gehen. Lassen Sie uns einmal die Sprache unter die Lupe nehmen, die in der Demenzszene, bei Experten oder auch in der Wissenschaft gepflegt wird.

Eine prägende Erfahrung mit Expertensprache habe ich in den siebziger Jahren im Rahmen meines Studiums machen dürfen. Im Fach Pädagogik stand seinerzeit für mich, den Studienanfänger, eine schriftliche Hausarbeit an. Als ich sie Kommilitonen vor der Abgabe zum Lesen gab, erntete ich großes Lob. Inhaltlich und vom Aufbau her hielten sie sie für gut gelungen. Nur: Die Sprache schien ein Problem zu sein. So, wie ich die Arbeit geschrieben hatte, könne ich sie auf gar keinen Fall beim Professor einreichen, wurde mir einhellig beschieden. Das Problem: Die Arbeit war in klaren und einfachen Worten geschrieben. Fachbegriffe hatte ich natürlich verwendet, jedoch nur dort, wo es unbedingt erforderlich war. Auf komplizierte Satzkonstruktionen hatte ich verzichtet. Dort, wo ein Sachverhalt mit deutschen Worten beschrieben werden konnte, hatte ich es nicht nötig gefunden, zu komplexen Formulierungen zu greifen. Solch eine Arbeit würde der Professor – so alle Rückmeldungen, die ich erhielt – niemals anerkennen oder gar positiv benoten. In seinen Augen würde es ihr wegen ihrer sprachlichen Form an Professionalität mangeln. Um es kurz zu machen: Ich war seinerzeit so verunsichert, dass ich meine – inhaltlich völlig korrekte! – Hausarbeit noch einmal umschrieb. Zeile für Zeile ging ich meinen Text durch, verkomplizierte Sätze und ersetzte jedes Wort, bei dem das möglich war, durch ein Fremdwort. Meine Arbeit wurde mit einem „sehr gut" benotet!

Heute bedaure ich es, damals klein beigegeben und es nicht zumindest versucht zu haben. Doch ich hatte etwas gelernt, was mir später immer wieder begegnen würde: Sprache ist ein Mittel, um Identität und Abgrenzung herzustellen. Pädagogen, Soziologen, Pflegewissenschaftler, Mediziner – Angehörige fast aller Disziplinen schaffen sich eine Sprache, die sie als Mitglieder eben dieser Gruppe ausweist und gegenüber anderen Gruppen abgrenzt. Wenn man so will, eine höhere Form der Terrainmarkierung durch Beinheben. Natürlich ist jede Disziplin darauf angewiesen, neue und eigene Begriffe zu schaffen. Eine solche Begriffsbildung ist meist Teil und Inhalt der Arbeit, die zu leisten ist. Bei meiner Hausarbeit ging es jedoch nicht darum, sondern eher um ein krudes Verständnis der Funktion von geschriebener Sprache.

Große Teile von Lehre, Wissenschaft und der Fachdisziplinen haben nicht unbedingt das Bedürfnis, sich anderen verständlich mitzuteilen. Was wir gerne unter dem Begriff „Praxistransfer" diskutieren, ist nicht unbedingt Sache der Genannten. Ein autistisches Leben im Elfenbeinturm kann so attraktiv sein, dass man es mit allen möglichen Waffen zu verteidigen bereit ist. Und eine dieser Waffen ist die Sprache. Sie grenzt ab, schafft Identität und Zugehörigkeit und kann wie ein hochgezogenes Burgtor wirken. Niemand von draußen kann sehen, was im Burginneren geschieht. Die Burg liegt im Nebel.

Kommt Ihnen das irgendwie bekannt vor?

Arroganz und Inkompetenz

Eine Abendveranstaltung zum Thema Demenz. Als Hauptredner ist ein bekannter Gerontopsychiater und Leiter eines bedeutenden deutschen Instituts eingeladen worden. Die Veranstaltung richtet sich an beruflich Pflegende, an Angehörige von Menschen mit Demenz, an interessierte Bürgerinnen und Bürger. So steht es auf dem

Einladungszettel und so ist es sicherlich auch dem Hauptredner des Abends mitgeteilt worden. Einen aktuellen und gut verständlichen Überblick über das Wissen rund um Alzheimer und Demenz sollte dieser geben, berichtet mir eine verantwortliche Person der einladenden Organisation. Der Redner erscheint in letzter Minute in dem bis auf den letzten Platz gefüllten Saal und ist erst einmal minutenlang mit dem Aufspielen seiner Power-Point-Präsentation beschäftigt. Dann geht es los: Knapp eine Stunde lang ergießen sich über das Publikum Wellen von Diagrammen, Statistiken, Testergebnissen und Texten. Der gefühlte Anteil von speziellen medizinischen Fachbegriffen beträgt 95 Prozent. Zudem sind die meisten Texte, auch die Begleittexte der Diagramme und Kurven, in englischer Sprache. Studie um Studie wird aneinandergereiht und in zackigem Tempo kommentiert. Zum Ende seines Gewaltritts fasst der prominente Redner zusammen: Leider hätten die in den vorgestellten Studien getesteten Verfahren und Medikamente sämtlich nicht zum Erfolg geführt, es könne jedoch kein Zweifel daran bestehen, dass es nur eine Frage der Zeit sei, bis der große Durchbruch gelinge. Direkt nach dem Vortrag musste der vielbeschäftigte Professor leider zu einem anderen wichtigen Termin. Zurück blieb ein ratloses Publikum.

Ich habe viele Veranstaltungen erlebt, die so oder so ähnlich abgelaufen sind: ein Referent, der als Koryphäe gilt, der eingeladen wird, sein Fachwissen anderen nahezubringen, und der sich nicht die geringste Mühe macht, sich auf sein Publikum einzustellen. Der sich, ganz zu schweigen von dem dürftigen Inhalt des Vortrages, einer Geheimsprache bedient und der – so muss man es zusammenfassen – nicht das geringste Interesse daran zeigt, verstanden zu werden. Was steckt dahinter? Da gibt es leider nur zwei Möglichkeiten: Entweder eine ungeheuerliche Arroganz und Respektlosigkeit – oder aber eine genauso wenig hinnehmbare Inkompetenz. Kompetenz, wie sie im Umgang mit dem Thema Demenz erforderlich ist, beinhaltet nämlich nicht allein die Fähigkeit, Laborwerte zu analysieren und Diagramme zu erstellen. Sie umfasst auch soziale Fähigkeiten: sich auf andere Menschen einstellen und mit ihnen verständigen zu können und zu wollen! Und ebenso die Fähigkeit, sich in Wort und Schrift so ausdrücken zu können, dass es für viele andere verständlich ist.

Über solche Fähigkeiten verfügen viele der sogenannten Experten leider überhaupt nicht. Abgesehen von der grundsätzlichen Haltung, die man bräuchte, können sie sich jenseits ihrer Spezialzirkel schlicht und einfach nicht ausdrücken und also nicht kommunizieren. Warum betrachten wir aber solche Personen als Experten und nicht als Fachidioten mit massiver Behinderung im Bereich sprachlicher und sozialer Kompetenzen?

Wir brauchen eine gemeinsame Sprache

Demenz ist ein gesamtgesellschaftliches Thema. Die Zeiten, in denen es als Domäne von Medizin und benachbarten beruflichen Disziplinen galt, sollten sich ihrem Ende zuneigen. Experten zu diesem Phänomen der Gesellschaft des langen Lebens sind wir alle: die Betroffenen und ihre Familienmitglieder, die beruflichen Helfer aller Disziplinen, die Bürgerinnen und Bürger und die politisch Verantwortung Tragenden. Wie wir mit dem Alter und mit kognitiven Veränderungen umgehen wollen, müssen wir diskutieren und aushandeln. Doch Diskussion und Aushandlung benötigen eine gemeinsame Sprache, die Verständigung erst möglich macht. Wer sich dieser zusammen zu entwickelnden Sprache verweigert, verweigert sich dem gesellschaftlichen Diskurs und stellt sich selbst ins Abseits. Dabei ist es durchaus nicht immer böser Wille oder Arroganz, wenn Fachleute nicht aus dem Teufelskreis eines abgehobenen Geheim- und Spezialsprachgebrauchs ausbrechen. Manche wollen es nicht, andere können es nicht, weil sie es verlernt haben. Rund um die von Michael Ganß und mir herausgegebene

Zeitschrift *demenz.DAS MAGAZIN* können wir das immer wieder erfahren. Als Magazin wollen wir uns an ein breites Publikum
wenden und die gesellschaftliche Diskussion über das Phänomen
Demenz mitgestalten. Ein einfacher, verständlicher Stil und die
Vermeidung von Experten-Kauderwelsch sind dafür eine Grund-
voraussetzung. Das gelingt in der Regel auch. Im Magazin kommen
Demenzbetroffene, Angehörige, freiwillig Engagierte, politisch
Verantwortliche und viele andere zu Wort. Schwierig wird es eher,
wenn sich Experten einbringen sollen. Trotz intensiver Absprachen
liegt oft am Ende ein Text auf unserem Schreibtisch, der uns auf-
stöhnen lässt. Vereinbart war ein von vielen zu verstehender Artikel. Erhalten haben wir wieder einmal einen Text, der für eine
Fachzeitschrift vielleicht passend, für ein gesellschaftlich orientier-
tes Magazin aber unbrauchbar ist.

Es ist merkwürdig: Als sprachlich und literarisch begabt gelten bei uns meist Personen, die sich über hunderte von Seiten in
nur für erleuchtete Zirkel verständlichen Textmonumenten ver-
ewigen können. So etwas verschafft in weiten Teilen der Fachwelt
Anerkennung und Hochachtung. Unter einem zivilgesellschaftlichen Aspekt betrachtet, muss man dergleichen aber nicht als
eine Kompetenz, sondern als ein Defizit betrachten. Zumindest
wenn es nicht von der Fähigkeit und dem Willen begleitet wird,
sich auch anderen Menschen jenseits des Kreises der Erleuchteten
verständlich zu machen und sie am eigenen Wissen teilhaben zu
lassen.

Als unprofessionell gelten oftmals solche Menschen, die aus sich
heraus keine Artikel und Bücher schreiben oder Vorträge halten
können. Sie haben keinen Zugang zu Spezial- und Geheimspra-
chen beruflicher Disziplinen und werden daher belächelt. Dabei
brauchen sie oft nur Unterstützung durch Schreibexperten, damit
sie ihr Wissen und ihre Erfahrungen in die notwendige gesellschaftliche Diskussion einbringen können! Solche Formen von
Schreibassistenz praktizieren wir beispielsweise mit großem Erfolg

in *demenz.DAS MAGAZIN*. Buchprojekte haben gezeigt, dass auch sogenannte Demenzbetroffene auf diesem Wege teilhaben können (33).

So, wie im Schreiben und öffentlichen Reden Ungeübte oftmals nur geeignete Unterstützung benötigen, um sich verständlich zu artikulieren, brauchen das viele Expertenkauderwelschgefangene auch. Warum sollte man nicht Schreib- und Sprachworkshops für Fachleute anbieten, die lernen wollen, sich normal zu artikulieren? Auch Wissenschaftler könnten davon enorm profitieren.

Im deutschsprachigen Raum ist es eher verpönt, wissenschaftliche Erkenntnisse in populärer Form unter das Volk zu bringen. Warum eigentlich? Ich kenne so manches Buch und so manche Forschungsarbeit, bei denen ich mir wünschen würde, dass der Autor oder die Autorin sie einmal in eine populäre Form bringen und beispielsweise als Taschenbuch veröffentlichen würden. Doch das geschieht so gut wie gar nicht. Zum einen sicherlich, weil man vor der Herausforderung zurückschreckt, beispielsweise eine Doktorarbeit noch einmal ganz neu und ganz anders aufzusetzen. Aber sicherlich spielt in vielen Fällen schlicht die Befürchtung eine Rolle, dann in der Fachwelt nicht mehr ernstgenommen zu werden. Das ist bedauerlich. Hier könnten wir einiges von den angloamerikanischen Ländern lernen, in denen man dazu eine lockerere Auffassung hat. Und so verstaubt manch guter Gedanke, der für die Demenzszene hilfreich sein könnte, als 300-Exemplare-Auflage in den Regalen der Universitätsbibliotheken – und findet niemals seinen Weg nach draußen.

Wie aber sollte man mit Kommunikationsverweigerern wie dem Professor im vorgestellten Beispiel umgehen? Ganz einfach: Solche Personen sollte man nicht mehr einladen. Und es täte gut, ihnen ein ehrliches Feedback zu geben: Thema und vor allem Stil verfehlt! Setzen! Sechs!

Der nackte König

Oder: Wie halten wir es mit Alzheimer?

„Die Alzheimer-Krankheit narrt die Forscher, seit sie diese zu heilen versuchen. Mit jedem neuen Wirkstofftest beginnt das gleiche Spiel, von dem Experten derzeit auf der Jahrestagung der internationalen Alzheimer-Gesellschaft in Paris berichten. Zunächst erscheint eine Substanz Erfolg versprechend; manchmal bessern sich bei den Betroffenen tatsächlich einige Laborwerte. Und doch steht am Ende stets die Kapitulation der Mediziner: Wir haben keine wirksamen Medikamente gegen Alzheimer. Es gibt keine effektive Therapie und erst recht keine Chance auf Heilung. Die Misserfolge und Rückschläge lassen Forscher zunehmend an der molekularen Alzheimerforschung zweifeln, die seit 25 Jahren als der einzige Schlüssel zum Erfolg gilt (…) Auch Konrad Beyreuther, der 1986 eines der mit Alzheimer assoziierten Gene entdeckte, sagt: ‚Es gibt keine einzige klinische Studie, die Erfolg gebracht hat. Dabei dachten wir anfangs, wenn wir den molekularen Schurken finden, haben wir die Krankheit im Griff.‘ Stattdessen hat die Demenz – und die Angst davor – die Gesellschaft im Griff (…) Doch je mehr Menschen die Symptome entwickeln – und irgendwann geschieht dies bei jedem, der lange genug lebt – umso drängender wird die Frage: Ist die Demenz vielleicht weniger eine Krankheit als vielmehr die unvermeidbare Folge eines alternden Gehirns? (…) Noch sind das ungewohnte Worte in der Alzheimerforschung, in der es bislang vor allem um Botenstoffe, Proteine, Rezeptoren und sterbende Neuronen ging – stets in der Hoffnung, das Übel eines Tages aus der Welt schaffen zu können. Doch rechnen viele Experten nicht mehr damit, dass es jemals wirksame Medikamente geben wird (…) Bleiben werden grundsätzliche Fragen: Warum definiert man das Altern des Gehirns als Krankheit – weil nur Jungsein der Normalität entspricht? Diese Sichtweise habe, so der Psychiater Whitehouse, zu der Trennung von normal funktionierenden Menschen und Demen-

ten geführt – und zu ‚einer Gesellschaft, die Menschen mit Gedächt-
nisproblemen geringschätzig oder gar verachtend begegnet‘.“ (34)

Mancher Zeitgenosse mag sich verwundert die Augen gerieben haben, als die *Süddeutsche Zeitung* im Juli 2011 unter dem Titel: „Das
Scheitern der Alzheimerforschung“ diese Sätze veröffentlichte. Waren wir nicht seit Jahrzehnten darauf getrimmt worden, den von
Medizin und Pharmaforschung ständig postulierten Sieg über die
sogenannte Alzheimerkrankheit für beschlossene Sache zu halten?
Hatten wir denn nicht gerne an ihre mantrahaften Beschwörungen
geglaubt, das sei nur eine Frage der Zeit und vor allem von vielen
Millionen Dollar und Euro, die dazu benötigt würden – und die ja
auch emsig sprudelten? Irgendwie war es aber merkwürdig: Wohl
niemand würde ernsthaft seinen fahruntauglichen PKW Monat
für Monat in immer dieselbe Werkstatt bringen und jedes Mal eine
hohe Rechnung bezahlen, obwohl der KFZ-Meister kontinuierlich
bei der Frage nach der Ursache des Schadens mit den Schultern
zucken müsste und das Gefährt weiterhin immobil herumstünde.
Vermutlich würde jeder spätestens nach dem dritten Versuch und
der entsprechenden Rechnung die Werkstatt wechseln. Nicht so im
Bereich der Alzheimerforschung: Dass immer und immer wieder
Millionen nachgeschoben werden müssen, obwohl die Resultate
ausbleiben, war jahrzehntelang unhinterfragter Konsens zwischen
Forschungsunternehmen, Medizin, Politik, aber auch Verbänden
wie den Alzheimergesellschaften. Das ist natürlich durchaus gut zu
verstehen. Schließlich finden die wenigsten Menschen die Vorstellung attraktiv, irgendwann einmal kognitive Einbußen hinnehmen
zu müssen. Und da kontinuierlich Horrorbilder und Angstszena-
rien vor der „Pest des 20. und des 21. Jahrhunderts“ gehegt und
gepflegt wurden, war verständlicherweise für Zweifel an dem postulierten pharmakologischen Krieg gegen Alzheimer und Demenz
kein Platz.

Wissenschaftlich unhaltbares Krankheitsbild

Doch irgendwann stellten sich doch Zweifel ein. Der Bericht in der *Süddeutschen Zeitung* bringt sie auf den Punkt. Bahnbrechend für einen neuen Blick auf das Phänomen Alzheimer war das Werk von Peter J. Whitehouse und Daniel George mit dem Titel „Mythos Alzheimer" 2009. Whitehouse, der jahrzehntelang selbst an vorderster Front der Demenzforschung tätig gewesen war, hatte im Lauf der Jahre immer stärkere Zweifel am vorherrschenden Verständnis von Alzheimer entwickelt und dessen destruktive Wirkung auf die Menschen und die Gesellschaft in den Blick genommen. Alzheimer, normalerweise als die häufigste Demenzform verstanden, ist für ihn ein Prozess der Gehirnalterung und eine Begleiterscheinung des Alterungsprozesses, der bei jedem Individuum anders verläuft. Die Diagnose Alzheimerkrankheit weist er als wissenschaftlich unhaltbar nach und beschreibt sie dafür in ihrer Wirkung auf den Betroffen als katastrophal.

Was besagt eigentlich diese Diagnose konkret? Wenn ich die vielen Menschen Revue passieren lasse, die ich kenne und die mit der Diagnose Alzheimerkrankheit oder Demenz vom Alzheimertyp bedacht wurden, tut sich ein riesiges Tableau auf. Auch dann, wenn ich mich nur auf die Betroffenen konzentriere, die zwischen 55 und 65 Jahre alt sind.

Da ist Berta, die in einem Heim lebt und sich nicht mehr allein fortbewegen kann. Die Sprache ist ihr fast vollständig abhanden gekommen, die Tage verbringt sie in sich zurückgezogen, ohne Kontakt zu anderen Menschen. Die Diagnose Alzheimer hat sie vor drei Jahren erhalten.

Heinz lebt bereits sieben Jahre mit dieser Diagnose. Vor anderthalb Jahren hat er seine Koffer gepackt und ist mit seiner Frau in die USA gezogen. Dort besteigt er die höchsten Berge, läuft Marathon und hat sich einen neuen Freundeskreis aufgebaut, mit dem er viel unternimmt. Wir korrespondieren öfters per E-Mail und besprechen durchaus komplizierte Dinge. Das klappt weitgehend problemlos – trotz Gedächtnisproblemen und anderen Einschränkungen.

Da ist Herbert, mit seiner Frau zu Hause lebend. Nach draußen gehen, Kontakte pflegen, sich bewegen – daran hat er den Spaß völlig verloren. Lieber verbringt er zum Leidwesen seiner Ehefrau die Tage in der Wohnung. Das Hauptproblem aber: Das Gedächtnis will gar nicht mehr recht funktionieren. Länger als zwei oder drei Minuten kann er nichts behalten. Auch wenn andere ihm Fotos oder Gegenstände aus seinem Leben zeigen, ist er oft ratlos und kann sich nicht daran erinnern.

Bei Corinna wurde ebenfalls Alzheimer diagnostiziert, als sie noch in einem Industrieunternehmen tätig war. Sie wurde berentet und lebt seit vielen Jahren mit der Diagnose. Dass sie etwas vergisst, kommt eigentlich nie vor. Mit ihrem Auto fährt sie hunderte von Kilometern und genießt ihr Leben. Manchmal fühlt sie sich etwas erschöpft und unkonzentriert – mit diesen Symptomen war sie seinerzeit auch zum Arzt gegangen. Doch nach einer kurzen Verschnaufpause von zwei, drei Tagen geht es ihr besser und sie kann sich wieder ihren vielen Hobbies widmen.

Und dann ist da noch Christian, den ich seit vielen Jahren kenne und mit dem ich nach seiner nunmehr acht Jahre zurückliegenden Alzheimer-Diagnose viel gemeinsam unternommen habe. Heute lebt er in einer Wohngemeinschaft. Er ist dort der einzige mit einer Alzheimer-Diagnose. Seine Sprache ist nur noch schwer zu verstehen und er hat aufgrund eines starken Zitterns im Arm Probleme, ein Stück Kuchen zu essen oder ein Glas Wasser zu halten. Bei vielen Alltagstätigkeiten benötigt er Unterstützung. Und dennoch: Jedes Mal habe ich nach unseren Treffen den Eindruck, wir könnten uns problemlos über tiefschürfende philosophische oder politische Fragen unterhalten, wären da nur nicht die ausgeprägten Artikulationsprobleme.

Was besagt die Diagnose?

Wenn Sie in Ihrem Gedächtnis nachforschen: Fallen Ihnen auch so viele unterschiedliche Erscheinungsformen von Alzheimer ein? (Nur von Alzheimer – hier ist nicht die Rede von Demenzformen wie vaskuläre Demenz, Lewy-Body-Demenz oder was auch immer.) Gar nicht verwunderlich, könnte man jetzt denken. Schließlich gibt es den schönen Satz: Kennst du eine Person mit Alzheimer, kennst du eine Person mit Alzheimer. Oder anders ausgedrückt: Jeder „Fall" ist individuell. Nur stellt sich die Frage, welchen Wert eine Diagnose hat, die ein solch weites Spektrum abdeckt. Stellen wir uns vor, es gäbe eine Diagnose mit dem Namen „Beinkrankheit". Und stellen wir uns weiter vor, diese Diagnose würden die folgenden Personen erhalten: der Mann mit dem Ausschlag am Bein, der Beinamputierte, die Frau mit dem diffusen Schmerzgefühl im Bein und diejenige, die sich das Bein gebrochen hat. Was würde es Ihnen nutzen, wenn Ihnen der Arzt ebenfalls die Diagnose „Beinkrankheit" mitteilen würde? Würden Sie das als hilfreich empfinden? Das ist ein sicherlich stark vereinfachendes, fiktives Beispiel. Aber mit ernsthaftem Hintergrund!

Was besagt die gerne und häufig verpasste Diagnose Demenz? Eigentlich gar nichts, denn mit Demenz wird nur ein Syndrom beschrieben und man geht von 50 bis 100 verschiedenen Demenzformen aus. „Demenz" ist eigentlich nichts anderes als die unspezifische Kategorie „Auto". Doch zwischen einem Golf und einem Porsche liegen bekanntermaßen Welten. Dennoch steht der unspezifische Begriff „Demenz" auf unzähligen Attesten, Bescheinigungen und Pflegedokumentationen und entfaltet fortan seine Wirkung. Doch bei den geschilderten Personen soll es ja schließlich um Alzheimer gehen. Alzheimer, die angeblich die meisten Demenzfälle ausmachende, angeblich konkrete und fassbare Krankheit. Nur: Wie passt das zu der offensichtlich extrem breiten und beliebig wirkenden Zuordnung dieser Diagnose zu ganz unterschiedlichen Phänomenen?

Demenz- inklusive Alzheimer-Diagnosen sind gut zu treffen und sehr zuverlässig – so zumindest die stetig formulierte, mit der Forderung nach ausgedehnter Frühdiagnostik verbundene Behauptung aus der Medizin. Ich habe eine Reihe von Menschen kennengelernt, bei denen sich erhebliche Zweifel an solchen Behauptungen entwickelt haben. So die Frau, die aufgrund zunehmender kognitiver Probleme an ihrem Arbeitsplatz immer schlechter zurechtkam und nach einer langen Phase des Versuches, dies zu vertuschen, schließlich die gesamte Demenzdiagnostik durchlief. Nicht irgendwie und bei irgendwem, sondern bei ausgewiesenen Experten und Institutionen mit herausragendem Ruf. Am Ende stand schließlich die Diagnose: Demenz vom Alzheimer-Typ. Mit dieser Diagnose lebte sie viele Jahre lang, auch wenn es in ihrem Bekanntenkreis und schließlich auch bei ihr selbst durchaus Fragezeichen gab. Da sie weiterhin regelmäßig von den Fachleuten untersucht wurde, wurde aus diesen Fragezeichen nicht mehr. Bis sie eines Tages bei einem anderen Experten wegen einer anderen Erkrankung in Behandlung war. Dieser Fachmann formulierte vorsichtige Nachfragen zu der Alzheimer-Diagnose und widmete sich intensiver der Schilddrüse seiner Patientin. Am Ende war die glasklare und fachlich mehrfach abgesicherte Alzheimer-Diagnose nur noch Schall und Rauch. Auf die nun einsetzende Behandlung einer Schilddrüsenfehlfunktion reagierte die Frau positiv – die angeblichen klaren Alzheimer-Symptome verschwanden – wie schon erwähnt: Jahre später! Auch Herma Kreuz aus Bremen ist das widerfahren. Zuerst diagnostizierte ihr Arzt eine Demenz, mit der sie ab da leben musste. Derselbe Arzt wiederholte drei Jahre später seine Tests und kam zum gegenteiligen Ergebnis: keine Demenz! Herma Kreuz ist verwirrt: „Welche der beiden Diagnosen ist denn nun richtig?", fragt sie sich (35).

Betrachtet man solche Fälle, kann man vermuten, das sei nun einmal der menschlichen Unvollkommenheit geschuldet. Nach dem Motto: Auch Ärzte sind nur Menschen und können sich schon

einmal irren. Das trifft zweifelsfrei zu, auch wenn manche Mediziner den Eindruck zu erwecken versuchen, bei der Diagnostik und
Behandlung kämen naturwissenschaftlich abgesicherte und damit
unfehlbare Prinzipien zur Geltung.

Es besteht jedoch begründeter Anlass zu der Vermutung, dass
Fälle wie die geschilderten schlicht mit der von Peter Whitehouse
festgestellten wissenschaftlichen Unhaltbarkeit der Alzheimer-
Diagnose und der prinzipiell falschen Einordnung von Gehirnal-
terungsprozessen erklärt werden können. Sein Fazit: „Die Alzheimerkrankheit stellt den Versuch unserer Kultur dar, aus einem
naturgegebenen Prozess (der Gehirnalterung) klug zu werden, den
wir nicht kontrollieren können." (36)

Vielfältige Interessen

Man könnte denken, diese Sichtweise hätte sich bei den meisten
führenden Experten im Bereich Alzheimer und Demenz durchge-
setzt – zumindest wenn man Aussagen wie die von Konrad Beyreuther im zitierten Artikel der Süddeutschen Zeitung betrachtet.
Es ist kein Zufall, dass viele dieser Fachleute sich heute vor allem
dem Aspekt der Prävention zuwenden, was in der Praxis meist bedeutet: den Fragen einer körperlich und geistig gesunden Lebens-
führung (37). Das ist eine erfreuliche Entwicklung. Jedoch sollte
man den Beharrungswillen jahrzehntelang trainierter ideologischer
Positionen nicht unterschätzen – und auch nicht die vielfältigen Interessen, die sich mit der Beibehaltung des alten Alzheimerkonzep-
tes verbinden. Während es einige mit einem neuen Blick auf das
Phänomen Alzheimer sicherlich ernst meinen, können wir auf der
anderen Seite beobachten, wie Nebelkerzen geworfen und über alte
Interessen der Schein des Neuen gelegt wird.

Unvergessen ist mir der Auftritt einer der deutschen Demenz-
Koryphäen auf einer Fachveranstaltung geblieben. Der erste Vor-

trag dieses Abends gehörte ihm. Und den begann der Mediziner mit einem Coup: mit einer Folie, auf der die Namen von Pharmaunternehmen standen. Schließlich müsse man sich neuerdings dafür rechtfertigen, wenn man Kontakte zu solchen Unternehmen habe, lautete sein augenzwinkernd vorgetragener Kommentar. Wenige Monate zuvor hatte die Biologin und Journalistin Cornelia Stolze in ihrem Buch „Vergiss Alzheimer!" die unseligen Verquickungen von prominenten und weniger prominenten Medizinern sowie anderen Stars der Demenzszene mit Pharmafirmen und Forschungseinrichtungen publik gemacht (38). Viele von ihnen erhalten regelmäßig gute Honorare oder sogar Forschungsmittel von der Pharmaindustrie. Verständlich, wenn vor diesem Hintergrund fachliche Aussagen oder gar Plädoyers für bestimmte Verfahren und Produkte mehr als kritisch betrachtet werden müssen. Diesen heiklen Punkt meinte der Referent des Abends mit einer lockeren Bemerkung und der erwähnten Folie abhaken zu können. Was auch gelang: Das Publikum quittierte den forschen Einstieg mit Lachen und gab sich zufrieden. Einmal abgesehen davon, dass niemand von dem Vortragenden die Darlegung seiner Beziehungen zur Pharmaindustrie verlangt hatte, empfand ich seinen Coup als ebenso geschickt wie unseriös. Denn da die Folie nur wenige Sekunden eingeblendet wurde, war ihr Informationswert gleich Null.

So überraschend der Vortrag begonnen hatte, so spannend sollte er weitergehen. Alzheimer, so der Referent, sei eigentlich nichts Neues. Seit der Steinzeit gehöre Alzheimer zur Menschheit und würde auch weiterhin dazugehören. Er selbst, fuhr der Mediziner kokettierend fort, habe ja schon vor vielen Jahren gesagt, dass man Alzheimer nicht als Krankheit begreifen könne. Doch die Kollegen seien damals noch nicht so weit gewesen und deshalb habe er eben auch nicht weiter darauf hingewiesen.

Spannend, dachte ich. Und im weiteren Verlauf des Referats konnten die Teilnehmer der Veranstaltung noch manches ungewohnt und erfrischend Klingende aus dem Mund des Vortragenden vernehmen. Doch zum Ende hin kippte plötzlich etwas. Nun war nicht mehr die Rede von Alzheimer als einem zur Menschheit und zur alternden Gesellschaft gehörenden Prozess. Nun ging es plötzlich wieder um Forschungsanstrengungen, die nötig seien, um eben diesem Alzheimer zu Leibe zu rücken. Wie immer man inhaltlich zu diesen Aussagen stehen mag: Unübersehbar war, dass der zweite Teil des Vortrags in keiner Weise zu dem vorangehenden passte. Dieser Eindruck wurde in der anschließenden Diskussionsrunde bestätigt. Aus dem charmant und locker auftretenden Fachmann mit erfrischenden Aussagen war wieder ein teilweise verbissen die Fahne des alten Denkens schwenkender Kämpfer geworden.

Aus diesem Grund sollte man Vorsicht walten lassen. Es wäre naiv, würde man die massiven Interessen außer Acht lassen, die mit dem Phänomen Alzheimer verbunden sind. Hier geht es auch um millionenschwere finanzielle Interessen. Ganze Unternehmen und Forschungsabteilungen können nur wenig Interesse daran haben, dass Alzheimer anders als in den Jahrzehnten davor betrachtet wird. „Für den Absatz von antidemenziellen Medikamenten ist die Kombination einer weit verbreiteten Krankheit und einer noch weiter verbreiteten Angst vor derselben ein idealer Glücksfall." (39)

Wie umgehen mit Gehirnalterung?

Wenn alte Gewissheiten bröckeln und der pharmakologische Krieg gegen das Phänomen Alzheimer als Holzweg erkannt wird, was bedeutet das? Vor allem einen anderen Umgang mit denen, die es betrifft. Und das sind und werden immer mehr von uns sein. Das, was wir heute noch Alzheimer nennen, ist eine mögliche Form des Alterns. Und darum müssen wir denen, die in dieser Form ihr Alter erleben, etwas anderes anbieten als eine pathologisierende Zuschreibung, die zu Angst und Abwehr, zu Stigmatisierung und

Ausgrenzung führt. Das gilt auch für all diejenigen, die sich einfach nur davor fürchten, selbst Betroffene zu werden. Mein Eindruck ist, dass wir diesen Weg trotz aller Fortschritte, die in den vergangenen Jahren im Denken und im Handeln Vieler erzielt worden sind, noch nicht konsequent genug beschritten haben.

Welche Perspektive bieten wir den Menschen? Gemeint ist die Perspektive, sich mit den eingetretenen kognitiven Veränderungen arrangieren und sie annehmen zu können. Gemeint sind damit auch die Möglichkeiten, die den betroffenen Menschen angeboten werden, um sich weiterhin als Teil der Gemeinschaft erleben zu können. Ich werde immer unruhig, wenn mir beispielsweise Menschen berichten, dass ihre 85-jährige Mutter in letzter Zeit immer öfter etwas vergessen oder Dinge durcheinandergebracht habe. Der Nachsatz, der oft zu hören ist, führt zu meiner Unruhe: Man sei schockiert, habe natürlich gleich geahnt, dass es sich um Alzheimer handeln könne und dass sofort etwas unternommen werden müsse. Und dieses „Unternehmen" findet dann auch meistens statt. Mit dem Ergebnis, dass einer 85-jährigen Frau, deren Gedächtnisleistungen nachlassen, nun das Etikett Alzheimerkrankheit aufgeklebt werden konnte. Doch was hat man dadurch erreicht? In den meisten Fällen nur, dass sie sich als von einer schweren und bösartigen Krankheit Befallene betrachtet und von ihrer Umwelt ebenso betrachtet und behandelt wird. Whitehouse nennt das die Abwärtsspirale, die sich in solchen Fällen fast immer auftut. Diese Abwärtsspirale ist für niemanden gut. Nicht für die direkt betroffene Person, nicht für ihre Angehörigen oder andere nahestehende Menschen. Sie führt in den meisten Fällen zum Verlust des Selbstwertgefühls, zu Verzweiflung und leider irgendwann zur Annahme der Rolle, die man sogenannten Alzheimerkranken zuerkennt: als hilfloses und unterstützungsbedürftiges Opfer.

Warum soll ein 85-jähriger Mensch in seiner letzten Lebensphase aufgrund von kognitiven Alterungsprozessen mit dem Stempel einer gefürchteten Krankheit versehen werden? Warum darf die alte Dame nicht einfach Dinge vergessen und durcheinanderbringen? Warum kann dies nicht als Folge des Gehirnalterungsprozesses anerkannt und den Beteiligten erklärt werden? Durchaus nach einer diagnostischen Klärung in dem Sinn, dass sogenannte sekundäre Faktoren – Medikamente, Schilddrüse, Flüssigkeitsmangel – ausgeschlossen oder behandelt werden können? Wichtig ist, was nach Ausschluss solcher Aspekte am Ende steht: die von vielen Betroffenen als vernichtend empfundene Diagnose Alzheimerkrankheit – oder das Angebot, die erlebten Veränderungen als Gehirnalterungsprozesse zu verstehen.

Machen wir uns nicht geradezu schuldig, wenn wir alten Menschen den Seelenfrieden rauben und sie am Ende ihres Lebens noch zu Opfern einer tückischen Krankheit machen, die zudem auf tönernen Füßen steht? Was würde man verlieren, wenn man alt gewordene Bürgerinnen und Bürger vor einer solchen Einsortierung – in die Schar der Alzheimer-Opfer – und einer Aussortierung – aus der Gemeinschaft der anderen – bewahren würde? Nichts! Gewinnen könnte man jedoch vermutlich viel. Dass Menschen nicht mehr aus Furcht vor dem so empfundenen Todesurteil „Alzheimerkrankheit" mit Abwehr und Verleugnung bestehender Probleme reagieren müssten. Nicht alle, aber vermutlich viele. Dass Menschen durch das Etikett Alzheimerkrankheit von ihrer Umwelt nicht mehr nur als Kranke, Defizitäre, Outsider betrachtet würden. Nicht von allen, aber von vielen. Dass man endlich ganz offen die Diskussion um den Umgang mit kognitiven Veränderungen in unserer Gesellschaft führen könnte – auch mit Betroffenen. Nicht mit allen, aber mit vielen. Und warum tun wir es dann nicht?

Dass alle, die vom Alzheimerkomplex abhängig sind, kein Interesse daran haben, den Nebel um den Mythos Alzheimer zu lichten, ist verständlich. Wer aber hindert all diejenigen, die sich in den letzten Jahren auf den Weg zu einer demenz- und menschenfreundlichen Gesellschaft gemacht haben, das zu tun und den nächsten konsequenten Schritt zu gehen?

Die Welt ist krank!

Oder: Wie retten wir die Normalität?

„Während ich mich durch die Party treiben ließ, traf ich viele weitere Freunde, die am DSM-5 mitarbeiteten und ähnlich begeistert von ihren Lieblingsinnovationen schwärmten: Wie wir bald feststellten, kam ich selbst für zahlreiche der neuen Störungen infrage, die sie ins DSM-5 aufnehmen wollten. Dass ich mich mit den köstlichen Rippchen und Garnelen des Buffets vollstopfte, ist laut DSM-5 eine ‚Heißhungerstörung‘. Dass ich Namen und Gesichter vergesse, wertet das DSM-5 als ‚leichte neurokognitive Störung‘. Aus meinen Befürchtungen und Sorgen angesichts der neuen Entwicklungen in der Psychiatrie werden ‚Angst und depressive Störung, gemischt‘. Meine Trauer nach dem Tod meiner Mutter war eine ‚schwere depressive Störung‘. Meine wohlbekannte Hyperaktivität und Ablenkbarkeit sind klare Anzeichen einer ‚Aufmerksamkeitsdefizitstörung im Erwachsenenalter‘. Eine Stunde Partygeplauder mit alten Freunden, und schon hatte ich mir fünf neue DSM-Diagnosen eingefangen. Nicht zu vergessen meine vierjährigen Enkel, die eineiige Zwillinge sind: Ihre Wutanfälle sind nicht einfach nur nervig – die beiden leiden unter einer ‚Affektregulationsstörung‘." (40)

Wer hier sein Partyerlebnis in heiterer Form berichtet, ist keineswegs irgendwer. Und die lockere Form darf nicht über den Ernst hinwegtäuschen, der darin zum Ausdruck kommt. Allen Frances ist einer der profiliertesten Psychiater weltweit. Der Amerikaner war zwanzig Jahre lang maßgeblich an der Entwicklung des DSM-III und DSM-IV beteiligt. DSM steht für das Diagnostische und Statistische Handbuch Psychischer Störungen. Es wird seit 1952 von der Amerikanischen Psychiatrischen Vereinigung herausgegeben und ist das psychiatrische Standardwerk für die Fachärzte. Was im DSM steht, ist für Hunderttausende Psychiater auf der Welt Gesetz. In der Forschung ist es fast konkurrenzlos. In Deutschland hat zwar ein anderes Klassifikationssystem Vorrang, das ICD (Internationale statistische Klassifikation der Krankheiten und verwandter Gesundheitsprobleme). Doch auch das ICD soll bald im Sinne des DSM überarbeitet werden.

Krankheiten erfinden, Medikamentenkonsum ausweiten

Allen Frances hat erkennen müssen, dass die Arbeit, die er und seine Kollegen in gutem Glauben an den Fortschritt in die Weiterentwicklung des DSM gesteckt haben, zu fatalen Fehlentwicklungen geführt hat. Sein Fazit: Über Jahre wurde eine riesige diagnostische Blase aufgebaut, wurden neue Krankheiten erfunden und falsche Epidemien geschaffen. Vor allem wurde eine gigantische Medikamenten-Überdosierung ermöglicht. Selbstkritisch gesteht Frances große Naivität bei sich und seinen Kollegen ein. Wo sie Gutes im Sinne der von psychiatrischen Störungen betroffenen Menschen tun wollten, haben sie ungewollt mitgeholfen, den Weg für die Pathologisierung von Millionen Menschen zu bahnen. Letztendlich hätten viele der gut gemeinten Neuerungen nur zu einer massiven Ausweitung des Medikamentenkonsums und zur Erschließung neuer Absatzmärkte für die Pharmaindustrie geführt. Aber: „Pharmahersteller können, wenn ihre Erzeugnisse derart unbekümmert eingesetzt werden, so gefährlich sein wie Drogenkartelle." (41) Übrigens: Rund 70 Prozent der am DSM-Handbuch mitarbeitenden Autoren sind als Berater von Pharmafirmen tätig und beziehen entsprechende Honorare.

Der Spiegel berichtete vor einiger Zeit von einer Studie, nach der bereits 46 Prozent der US-Bevölkerung die Kriterien einer psychischen Erkrankung erfüllten (42). Der Anteil der offiziell als psychisch gestört geltenden Kinder sei in 20 Jahren locker um das 35-Fache gestiegen. Bipolare Störungen in der Kindheit haben es laut Allen Frances in nur einem Jahrzehnt auf das 40-Fache geschafft (43). In den USA sollen laut zwei Studien rund eine Million Kinder fälschlicherweise eine ADHS-Diagnose, das ist die Aufmerksamkeits-Defizit-Hyperaktivitätsstörung, erhalten haben (44).

Als das DSM-V zur Entwicklung anstand, platzte dem Psychiatrie-Experten Frances der Kragen: „Schmerzliche Erfahrungen am eigenen Leib – ich hatte ja gesehen, wie das DSM-IV trotz unseres Bemühens, diagnostischen Überschwang zu bremsen, missbraucht worden war, um die Diagnoseblase weiter aufzublähen – hatten mich misstrauisch und wachsam für die Risiken gemacht (…) Wenn schon ein behutsam und im Prinzip gut gemachtes DSM-IV womöglich mehr Schaden als Nutzen angerichtet hatte, welche wahrscheinlichen Folgen hätte dann ein mit ziemlicher Sorglosigkeit erstelltes DSM-V, das von dem hochfliegenden und abenteuerlichen Ehrgeiz beseelt war, einen ‚Paradigmenwechsel‘ herbeizuführen?" (45)

Nun, das DSM-V, in einem abgeschotteten und geheimniskrämerischen Prozess ausgearbeitet, in dem rund 150 Personen darüber entscheiden, was zukünftig als „normal" und was als „psychisch krank" gelten soll, ist mittlerweile beschlossen. Und wie von Allen Frances und anderen kritischen Geistern befürchtet, steuert es in eine völlig falsche Richtung: Neue Diagnosen wurden geschaffen, die aus Alltagsängsten und Spleens aller Art, aus Vergesslichkeit und schlechten Essgewohnheiten psychische Störungen machen. Die Pathologisierung unserer Gesellschaft ist damit einen gewaltigen Schritt vorangekommen.

Im Eingangsbespiel konnte man sehen, wie selbst ein Mensch wie Allen Frances nach den nun gültigen Kriterien locker mehrere psychiatrische Diagnosen einsammeln könnte – und die dazu sicherlich bereitstehenden Medikamente.

Trauer ist krank, Zappeln auch

Am Beispiel der Trauer kann man diese unheilvolle Tendenz gut nachvollziehen. Galt früher aus gutem Grund das sogenannte Trauerjahr, sind diese Zeiten endgültig passé. Ein Jahr in Trauer um eine verstorbene Person zu sein, diesen vermeintlichen Luxus kann sich unsere Leistungsgesellschaft schon lange nicht mehr erlauben. Bis vor Kurzem waren es immerhin noch zwei Monate, die das DSM-IV einem Menschen für die Trauer zugestand, ohne deshalb gleich als krank angesehen zu werden. Das DSM-V räumt mit solch vermeintlichem Ballast auf. Die Zweimonatsfrist wurde gestrichen. „Wer also 14 Tage nach dem Tod eines Verwandten noch schwer niedergeschlagen ist, der kann als geisteskrank eingestuft werden – und darf deshalb mit Antidepressiva behandelt werden", heißt es dazu im Spiegel. Und weiter: „Sieben von den elf verantwortlichen DSM-Autoren sind finanziell mit pharmazeutischen Firmen verbandelt. Ihr Votum dürfte bei manchen Unternehmen das Gegenteil von Trauer auslösen." (46)

Auch die Verbreitung der auf Kinder ausgerichteten Diagnose ADHS zeigt eindrucksvoll die forsch voranschreitende Pathologisierung unseres Alltags und die Eliminierung dessen, was man als Normalität bezeichnet. Millionenfach wurde in den vergangenen Jahren diese Diagnose bei Kindern gestellt. Zur Erinnerung: Allein in den USA vermutlich eine Million Mal unbegründet! Der Erziehungswissenschaftler Manfred Schulze beschreibt die Entwicklungsgeschichte dieser Diagnose. Nachdem man dem ursprünglich „kleiner Gehirnschaden" (MBD) genannten Phänomen keine anatomisch beschreibbaren Schäden und Fehlfunktionen des Gehirns nachweisen konnte, wich man auf den seelischen Bereich aus und versuchte so, „aus einem gut beschreibbaren sozialen Phänomen – der besonderen Beanspruchung Erwachsener durch ‚schwer erziehbare' Kinder – ausschließlich eine Krankheit von Kindern zu machen" (47). „Erfolgreich zu machen", müsste man ergänzen.

Nicht nur bei den Psychiatern und Pharmafirmen, sondern auch im Bewusstsein vieler Lehrer, Eltern und anderer Personen. Ich selbst konnte erleben, wie schnell versucht wird, aus Kindern, die unruhiger als andere waren oder Probleme hatten, in Klassen mit über dreißig Schülern stundenlang konzentriert am Ball zu bleiben, ADHS-Patienten zu machen. Meist erfolgreich, zum Glück aber nicht immer, weil Eltern sich standhaft dagegen wehrten, aus ihrem Kind mir nichts, dir nichts einen Psychiatriefall und Medikamentenkonsumenten werden zu lassen. Meist wurde nicht lange gefackelt, wenn ein Schüler Probleme machte. Der Rat, sofort zu einem Facharzt zu gehen, ersetzte leider meistens die Mühe, sich intensiv mit möglichen Ursachen des als störend empfundenen Verhaltens auseinanderzusetzen. Noch einmal Manfred Schulze: „Da erweist es sich als konsequent, die unaufmerksamen und unruhigen Kinder als Störer dieses Systems zu lokalisieren und durch Verlegung in eine Sonderschule oder medikamentös ‚auszuschalten'." (48)

Gedächtnisprobleme – die Grenzen werden geweitet

Auch mit Blick auf ältere Menschen mit Gedächtnisproblemen tun sich im DSM-V neue, gravierende Gefahren auf. Und die liegen in der Einführung sogenannter Risikosyndrome, die nach offiziellen Angaben die Früherkennung und Behandlung einer drohenden Psychose oder einer Demenz ermöglichen sollen. Zukünftig wird es daher „minor neurocognitive disorders" und „major neurocognitive disorders" (leichte und schwere neurokognitive Störungen) geben. Letztere sind die bis dahin Demenz genannten Störungen. Das Hauptproblem liegt in den neuen „milden" Störungen. Kritiker befürchten durch diese neue Kategorie eine Inflation von Diagnosen. Diese würden den Betroffenen aus dem Bereich harmloser Verhaltensauffälligkeiten an den Bereich einer Krankheitsdiagnose heranführen und ihm dann lebenslang anhängen können – mit fatalen Folgen.

Im ICD gibt es bisher die vergleichbaren „mild cognitive impairments" (MCI), also leichte kognitive Beeinträchtigungen. Damit sollte eine Beeinträchtigung der Denkleistung bezeichnet werden, die über das nach Alter und Bildung des Betroffenen Normale hinausgeht, jedoch im Alltag keine wesentliche Behinderung darstellt. Schon die MCI sind und waren heftig umstritten, weil sie keine wirkliche Abgrenzung zwischen dem „altersbedingt Normalen" und einer vermeintlichen Erkrankung erlauben. Gleichwohl definieren sie viele Mediziner als eine Vorstufe der Demenz. Die „minor neurocognitive disorders" sind ebenfalls bestens in der Lage, jeden etwas schusseligen oder vergesslichen älteren Menschen zu einem medizinischen Fall zu machen und in die Nähe einer Demenz beziehungsweise einer „major neurocognitive disorder" zu bringen. Dass von dieser Möglichkeit umfassend Gebrauch gemacht wird, steht zu befürchten. Die Folgen sind nicht absehbar.

Die Diagnose einer Demenz vom Alzheimertyp erfolgt bis heute im Ausschlussverfahren: Wenn keine anderen Ursachen oder Demenzformen identifiziert werden können, bleibt die „Restdiagnose" Alzheimerkrankheit. Wie ungenau diese ist, kann man nachvollziehen, wenn man sich anschaut, wer und was alles mit ihr bedacht wird (siehe auch das Kapitel „Der nackte König"). Mutet es da nicht geradezu paradox an, wenn man nun mit alten (MCI) oder neuen (minor neurocognitive disorders) Kategorien das diagnostische Netz noch weiter auswirft? Treffsicherer kann es dadurch eigentlich nicht werden. Nur die „Fangquote" dürfte sich drastisch erhöhen.

Neueste Bestrebungen gehen in die Richtung, die Alzheimer-Diagnose vom Makel einer Ausschluss- und Allerweltsdiagnose zu befreien, indem auf Biomarker-Erkennung gesetzt wird. „Ein Morbus-Alzheimer gilt nicht mehr dann nur als wahrscheinlich, wenn keine anderen Ursachen für die kognitiven Symptome infrage kommen, sondern wenn zum klinischen Bild auch ein positiver Biomarkerbefund vorliegt." (49) Solche Biomarker wären bestimmte Proteine, die man in der Rückenmarksflüssigkeit nachweisen kann. Jahre vor Ausbruch der vermeintlichen Krankheit, so jubeln viele Mediziner, lasse sich diese nun feststellen. Für solche Euphorie besteht jedoch kein Anlass. Die Biologin Cornelia Stolze stellt in ihrem Buch „Vergiss Alzheimer!" eindrucksvolle Berechnungen zur Zuverlässigkeit von Biomarkertests für die Früherkennung auf. Für den 62 Jahre alten Herrn Mustermann kommt sie zu den folgenden Ergebnissen:

„Fall A: Der Test liefert einen ‚positiven' Befund. Wie hoch ist dann die Wahrscheinlichkeit, dass der Kunde tatsächlich in fünf Jahren Alzheimer hat? Gerade einmal 3,5 Prozent. Von 100 Personen dieser Alters- und Geschlechtsgruppe, bei denen der Test ‚krank' anzeigt, verlassen also 96 Personen das Zentrum mit der Diagnose ‚Alzheimer' – obwohl sie das Leiden überhaupt nicht bekommen werden (…) Fall B: Der Test liefert einen negativen Befund. Wie hoch ist die Wahrscheinlichkeit, dass Herr Mustermann in fünf Jahren wirklich nicht die Alzheimer-Krankheit hat? 99,9 Prozent." (50)

Whitehouse und George bestätigen die mangelnde Aussagekraft von Biomarkertests und weisen auf schwerwiegende ethische Probleme hin: „Aus ethischer Sicht ist weder klar, welche klinischen Interpretationen die Öffentlichkeit aus komplexen Biomarker-Informationen ableiten wird, noch ob es angemessen ist, das kontroverse Etikett einer ‚präklinischen Alzheimerdemenz' alleine auf der Grundlage von Biomarkern anzuwenden – vor allem unter Berücksichtigung des mit Alzheimer verbundenen tief greifenden Stigmas und des Fehlens wirksamer Therapien." (51) Darin sieht auch eine Gruppe hochrangiger Wissenschaftler aus Australien eine große Gefahr. Nicht nur, dass die Bemühungen, so etwas wie eine Früherkennung von Prä-Demenz zu konstruieren, jedes Beleges für einen Nutzen entbehrten, sie würden auch zu einer Diagnosenflut führen und die Gefahren solcher Diagnosen sträflich ignorieren (52).

Das wissen die Biomarker-Befürworter eigentlich selbst. Nicht umsonst ist der Einsatz entsprechender Tests aktuell auf klinische Studien beschränkt und wird in der Praxis nicht empfohlen – oder es wird sogar ausdrücklich vor entsprechenden Angeboten gewarnt. In der Öffentlichkeit wird dennoch gerne so getan, als habe man nun endlich das Problem der sogenannten Alzheimerkrankheit fast gelöst. Aber Klappern und ausgiebiges Werfen von Nebelkerzen gehört ja bereits seit vielen Jahrzehnten zum Methodenkoffer der Branche.

Was bringen Risikosyndrome?

Die offizielle Begründung für die Schaffung von Risikosyndromen lautet, dass dadurch die Früherkennung und Behandlung einer drohenden Psychose oder einer Demenz möglich werden soll. Klingt gut. Doch Vorsicht: „Selbst unter Hochrisikopatienten wird wahrscheinlich nur ein Bruchteil tatsächlich einmal eine Psychose entwickeln. Die Rate der falsch-positiven Befunde dürfte erheblich sein. ‚Auf jeden jungen Patienten, der richtig diagnostiziert wird, kommen zwischen drei und neun Menschen, die fälschlicherweise zu Kranken gemacht werden‘, schätzt Allen Frances (…) Die Diagnose ‚minor neurocognitive disorder‘ könnte Menschen einschließen, die im Alter ganz normale Gedächtnisprobleme zeigen." (53)

Doch was richtet man an, wenn man – allen Unsicherheiten im Bereich Definitionen und diagnostischer Sicherheit zum Trotz – die Grenzen für eine Diagnosezuweisung immer weiter nach vorne rückt? Wie bereits erwähnt, wird man ohne Probleme Millionen von Menschen mehr ins Visier bekommen als bisher. Auf jeden, dessen Gedächtnisleistungen etwas zu schwächeln beginnen, wird ein Verdacht fallen. Jeder ältere Mensch, der sich traut, in der Arztpraxis von seinen ganz normalen Gedächtnisproblemen zu sprechen, läuft Gefahr, sie mit einer Diagnose und selbstverständlich auch mit einem Medikament wieder zu verlassen. Wenn etwas in unserer Gesellschaft große Angst auslöst und dadurch Wegducken und Abwehr, dann sind das bekanntlich die beiden Wörter Demenz und Alzheimer. Können wir dieser Angst dadurch begegnen, dass wir noch mehr Menschen beim leisesten Anzeichen kognitiver Veränderungen diese Diagnose verpassen?

Das Gegenteil dürfte richtig sein. Die etwas vergessliche alte Dame, die von ihrem Arzt eine leichte neurokognitive Störung bescheinigt bekommt, wird vermutlich in ihrem Herzen eine eigene Rechnung aufstellen und sich bereits im Vorhof einer handfesten Alzheimerdiagnose wähnen. Oder einer schweren neurokognitiven Störung, wie es dann heißen wird. Die Ausweitung des Diagnosewahns wird also aller Voraussicht nach zum Gegenteil dessen führen, was seine Befürworter als Begründung angeben. Sie wird, so meine Vermutung, die zahlreichen und engagierten Versuche in unserem und in anderen Ländern, die Furcht vor Alzheimer abzubauen, auf groteske Weise durchkreuzen. Die Medizin mag ja denken: „So können wir mehr Menschen helfen!" Der ältere Bürger wird vermutlich argwöhnen: „Jetzt wollen sie mich auch noch kriegen!" Und was mögen wohl die Pharmafirmen denken? Wahrscheinlich: „Werft die Maschinen an! Neue Tabletten braucht das Land!"

Die Schaffung neuer Diagnosen und Medikamente birgt eine weitere Gefahr. Es wird viele Menschen geben, die ganz anders reagieren: „Wenn man eine neue Diagnose anbietet, dann stürzen sich die Leute drauf", meint dazu der Psychiater und Medizinsoziologe Asmus Finzen (54). Es nützt nichts, nur auf die bösen Diagnoseerfinder, die Medikamentenhändler und die leichtfertig mit Diagnosen und Medikamenten um sich werfenden Ärzte zu schimpfen. Ein Teil des Problems sind, wie von Asmus Finzen treffend bemerkt, die Bürgerinnen und Bürger selbst. Also wir! Wer geht schon gern aufgrund eines subjektiv empfundenen Leidens zum Arzt und ist zufrieden, wenn er von diesem am Ende mit guten Worten, nicht aber mit einem klaren Namen für sein Leiden und einem Rezeptzettel verabschiedet wird? „Viele Menschen werden sich bestärkt fühlen, wenn ihr Problem in den Rang einer psychischen Krankheit erhoben wird. Die wissenschaftlich klingenden Namen gaukeln ihnen vor, sie litten an einer gut verstandenen Krankheit." (55) Das wird vermutlich auch auf viele der bereits grassierenden und der neu erfundenen Diagnosen zutreffen.

Zeit, sich zu wehren

Wie auch immer: Es ist unübersehbar, dass unsere Gesellschaft immer weiter den Weg der Pathologisierung geht. Bald, so vermuten besorgte Kritiker, wird es so etwas wie Normalität gar nicht mehr geben. Jedes Anzeichen geringfügig abweichenden Verhaltens von einer wie auch immer definierten Normalität wird sogleich mit einer Diagnose und einem daraus abgeleiteten, meist medikamentösen Behandlungsplan beantwortet werden. Durch Umweltfaktoren bedingte oder auch angeborene „auffällige" Verhaltensweisen werden in krankhafte Zustände umdefiniert. Muss es einen nicht erschauern lassen, wenn in einem Land wie den USA bereits 46 Prozent der Bevölkerung die Kriterien einer psychischen Krankheit erfüllen – wohlgemerkt vor Inkrafttreten des DSM-V? Für Hochmut gibt es bei diesen Zahlen jedoch keinen Anlass: „Die Deutschen sind auf einem ähnlichen Weg. Psychische Störungen gehören mittlerweile zu den häufigsten Gründen für eine Behandlung im Krankenhaus. Nach dem ,Krankenhaus-Report 2013' der AOK ist die Zahl der ,psycho-sozialen Interventionen' bei älteren Menschen zwischen 2005 und 2010 um 554 Prozent gestiegen." (56) Es wird zukünftig kaum noch möglich sein, ohne zwei oder drei psychiatrische Diagnosen durchs Leben zu kommen.

Wollen wir das?

Was bei den Kindern mit einer ausufernden ADHS-Zuschreibung beginnt, setzt sich bei den älteren Menschen fort. Wer an körperlichen oder psychischen Problemen leidet, soll alle Hilfe dieser Welt erhalten. Das kann sich unsere Gesellschaft leisten. Doch muss es möglich sein, in Ruhe und Würde zu altern, ohne von eben dieser Gesellschaft skrupellos pathologisiert und zum kognitiv leicht Gestörten, zum Alzheimerkranken oder was auch immer gemacht zu werden.

Es gibt viele, die ein handfestes Interesse an einer umfassenden pathologischen Durchdringung unseres Alltags haben. Unser Interesse als Bürgerinnen und Bürger kann das aber nicht sein. Vor diesem Hintergrund mutet es befremdlich an, wie wenig man von aktivem Widerstand gegen die kritisierten Tendenzen hört. Warum melden sich nicht Organisationen wie die Alzheimergesellschaften lautstark zu Wort? Sehen sie es nicht als ihre Aufgabe an, die Menschen vor überbordendem Diagnosewahn zu schützen?

In *demenz.DAS MAGAZIN* haben einige kritische Geister Anregungen formuliert, wie Widerstand gegen die Pathologisierung unseres Lebens geleistet werden kann. Ein solcher Widerstand lohnt!

Rituale

Oder: Sind die Werkzeuge noch scharf?

Gleich wird mein Auftritt beginnen. Ich bin in einer kleinen Stadt am Mittelrhein. Man will an diesem Abend eine große Demenzkampagne eröffnen. „Menschen mit Demenz – mitten unter uns", lautet der Titel. In der Halle haben sich knapp hundert Personen versammelt. Ein Vertreter des Veranstalters hat den Abend eröffnet und das Programm vorgestellt. Nach meinem Auftaktvortrag werden uns weitere Vorträge erwarten: Ein Arzt, der Sprecher des örtlichen Demenznetzwerkes, ein Heimleiter und eine pflegende Angehörige werden sprechen. Schließen soll das Ganze mit einer Podiumsdiskussion, an der neben den Genannten auch noch ein ortsansässiger Apotheker und die Vertreterin eines ambulanten Pflegedienstes mitwirken werden. Als der Eröffnungsredner mit seiner Einleitung endet und meinen Vortrag ankündigt, meint er, sich zuvor entschuldigen zu müssen: „Diese Veranstaltung richtet sich natürlich insbesondere an die Demenzbetroffenen in unserer Stadt. Leider hat das aber nicht so geklappt, wie wir uns das gewünscht hätten. Man sieht wieder einmal, wie groß das Tabu eben doch noch ist." Genau diesen Aspekt greife ich sofort auf. An den Veranstalter und die Anwesenden, zum allergrößten Teil „die üblichen Verdächtigen", richte ich Fragen: Was, glauben sie, könne einen Menschen mit kognitiven Problemen reizen, zu einer abendlichen Vortrags- und Podiumsdiskussionsveranstaltung wie der gerade stattfindenden zu gehen? Warum sollte er das tun? Ist das, was dort geschieht, auch das, was ihn in seiner Situation interessiert? Könnte es sein, dass das Veranstaltungsformat für Demenzbetroffene einfach unpassend ist, sie überhaupt nicht anspricht und aus diesem Grund niemand teilnimmt? Um die Diskussion anzuheizen, werfe ich eine These in den Raum: Wenn ich ein Demenzbetroffener wäre, würde ich meinen Abend nicht mit der Teilnahme an solch einer Veranstaltung vergeuden wollen.

Veranstaltungen wie diese gibt es zuhauf. Sogenannte Demenz-kampagnen haben seit vielen Jahren Konjunktur in Städten und Gemeinden. Kaum ein Ort, der nicht auch seine Demenzkampa-gne gehabt hätte. Nachdem vor mehreren Jahren das zivilgesell-schaftliche Bündnis Aktion Demenz e.V. die Kampagne „Demenz-freundliche Kommune" ausgerufen hatte, wurde dieser Impuls an vielen Orten aufgegriffen und in Aktivitäten umgesetzt. Bei vielen dieser Kampagnen habe ich in unterschiedlicher Form mitwirken und sehr viel Engagement von Kommunen, Projekten und Ein-zelpersonen entdecken können. Das alles zählt eindeutig zu den Erfolgen, die in den zurückliegenden Jahren im Themenfeld De-menz erzielt worden sind. Demenz war endlich zu einem Thema vor Ort geworden, ganz so, wie es die Aktion Demenz mit ihrem Impuls hatte bewirken wollen. Im Lauf der Jahre und mit Blick auf hunderte solcher Kampagnen haben sich jedoch zunehmend Zweifel eingestellt. Was einmal mit Frische und neuen Ideen be-gonnen worden war, scheint längst zu einem folgenlosen Ritual mit den immer gleichen Elementen erstarrt zu sein. Nicht überall natürlich, nach wie vor gibt es hervorragende Beispiele für durch-dachte Aktivitäten in der Kommune! Aber doch vielerorts und in der Masse. Eine Demenzkampagne in seiner Stadt durchzuführen, zählt in gewisser Weise zum guten Ton. Das wäre begrüßenswert, wenn diese Aktivitäten mehr wären als eine wohlbekannte Floskel ohne großen Hintergrund. Mein Eindruck ist aber, dass sie genau das sehr oft sind.

Ziele und Mittel hinterfragen

Die Bürgerinnen und Bürger aufklären und sensibilisieren! Infor-mationen über das Thema Demenz vermitteln! Das Bewusstsein der Menschen verändern! Das Tabu Demenz brechen! Menschen mit Demenz in die Mitte der Gesellschaft holen!

Das sind die Ziele, die sich lokale Initiativen, aber auch große Organisationen und Verbände seit vielen Jahren auf die Fahnen heften und die mit Demenzkampagnen und anderen Aktivitäten erreicht werden sollen.

Aber werden sie das auch? Ich habe Zweifel. Und zwar deshalb, weil bei zahlreichen solcher Aktivitäten nach meiner Beobachtung nicht genau geschaut wird, was denn *genau* erreicht werden soll und *wie* man eben das erreichen kann. Meine Fragen aus dem Eingangsbeispiel müssten dann so lauten:

Wir wollen aufklären. Worüber genau bitte? Dass es Demenz gibt? Dass Demenz eine beängstigende Krankheit ist? Oder lieber, dass man mit einer Demenz dennoch gut leben kann? Was soll diese Aufklärung bewirken? Aus dem Bereich der Psychiatrie kennen wir Beispiele dafür, dass mit erhöhter Information und Aufklärung auch negative Folgen einhergehen können – also genau das Gegenteil von dem bewirkt wird, was man bewirken möchte (57).

Wir wollen neue Zielgruppen ansprechen und erreichen. Wer sind denn wir eigentlich? Überwiegend professionelle Helfer und die, die man „die üblichen Verdächtigen" nennt? Wie können wir gezielt die Zivilgesellschaft ins Boot holen? Was heißt das für unsere Ansprache, für unsere Arbeitsmethoden, für unser Vorgehen? Ist das alles dazu geeignet, unseren selbstformulierten Anspruch einzulösen? Oft stoße ich auf Initiativen, die den Anspruch, den Kreis der üblichen Verdächtigen zu durchbrechen, zwar formulieren, aber im altbekannten Profi-Netzwerk stecken bleiben. Die Zivilgesellschaft ins Boot zu holen, erfordert kreative Methoden. Im Rahmen einer der ersten Demenzkampagnen in Deutschland hatte man sich vor vielen Jahren in Ostfildern dazu etwas Besonderes einfallen lassen: Zu einer Demenzgala wurden alle professionellen Mitwirkenden verpflichtet, mindestens eine Person anzusprechen und mitzubringen, die nichts mit alledem zu tun hatte. Und tatsächlich kamen auf diesem Wege „unschuldige" Nachbarn, Schwiegermütter oder Vereinskollegen in den

Genuss einer Demenzveranstaltung, zu der sie sonst niemals gegangen wären.

Wir wollen auch Demenzbetroffene ansprechen und einbeziehen. Hier stellen sich die genannten Fragen noch einmal schärfer: Mit welchen Aussagen, mit welchen Angeboten und mit welcher Sprache soll das geschehen? Glauben wir wirklich, dass Podiumsdiskussionen und stundenlange Netzwerksitzungen Menschen mit kognitiven Veränderungen begeistern können – oder auch andere Personen? Möchte ein sogenannter Frühbetroffener, der vor der Aufgabe steht, seine Situation anzunehmen, tatsächlich etwas über Pflegeheimplätze, Pflegeleistungen und validierenden Umgang erfahren – oder geht es ihm nicht um völlig andere Dinge? Und schreckt ihn nicht vielleicht auch die übliche Demenz-Terminologie ab?

Wir wollen Menschen mit Demenz in unsere Mitte holen. Das klingt nach Teilhabe und Inklusion. Aber was ist wirklich damit gemeint, wenn ein solcher Satz vom Landrat bei der Eröffnungsveranstaltung einer Demenzkampagne ausgesprochen wird? Was heißt es, jemanden mitten in die Gesellschaft zu holen? Weiterhin als zu betreuenden Pflegefall oder als Bürger, der ein Recht auf Teilhabe am sozialen, kulturellen und politischen Leben seiner Gemeinde hat? Die vielen Konzepte und Projektanträge, die ich im Rahmen meiner Tätigkeit kennenlernen darf, enthalten fast alle einen solchen Satz. Aber fast keines von ihnen lässt tatsächlich geeignete Maßnahmen erkennen.

Wir wollen das Bewusstsein der Menschen verändern. Aber lässt sich Bewusstsein wirklich über noch so schöne Fotoausstellungen und Filmabende verändern? Stimmen die Mittel? Erreiche ich überhaupt diejenigen, deren Bewusstsein ich – wohin? – verändern möchte?

Immer wieder wird man leider feststellen, dass wohlklingende Aktivitäten sich der gängigen Vokabeln und Mittel bedienen, sie aber im Sinne der oben genannten Fragen wenig oder gar nicht durchdacht sind. Man macht eben, weil es ja gut ist und weil man an hunderten Beispielen schon gesehen hat, wie so etwas gemacht wird: mit Plakaten, Flyern, Informationsveranstaltungen, den beliebten Schulungen der Feuerwehr, Themenabenden filmischer Art und der abschließenden Podiumsdiskussion: „Demenz mitten unter uns!"

Vor allem sind viele solcher Aktivitäten nicht in eine Strategie eingebunden, sondern sie finden statt und enden ohne Nachklang. Man hat das Gefühl, etwas Gutes, Richtiges und Wichtiges getan zu haben. Aber wie geht es nun weiter? Was folgt aus alldem? Und: Hat man denn seine Ziele erreicht? Woran macht man das fest? Und was bleibt aus der Beantwortung dieser Frage zu schlussfolgern? Es muss, so denke ich, erlaubt sein, zu fragen, ob all das, was wir mit großem Aufwand und Elan auf die Beine stellen, tatsächlich etwas bewirkt oder nur ein gutes Gefühl in uns hinterlässt! Leider erlebe ich aber überwiegend viel Schulterklopfen und gegenseitige Bestätigung, dass man Tolles leiste. Etablierte Rituale kritisch zu hinterfragen, ist meiner Erfahrung nach nur selten erwünscht. Fragen nach einer Konkretisierung von Zielen und nach daraus abgeleiteten passenden Maßnahmen sowie Kriterien, durch die man erst in die Lage versetzt wird, die Wirksamkeit all dessen einzuschätzen, stoßen in der Regel nicht auf offene Ohren. „Willst du etwa leugnen, dass wir deutlich weiter sind als vor zwanzig Jahren und sich seitdem vieles zum Besseren hin getan hat?", ist eine der Reaktionen, auf die ich immer wieder stoße. Natürlich kann das nicht ernsthaft geleugnet werden. Aber das tut ja auch niemand! Doch die Frage nach den Zielen und den Wegen unserer vielen Aktivitäten ist damit nicht beantwortet.

Es kann nicht in unserem Sinne sein, überall blühende Demenzlandschaften an die Wand zu malen, ohne genauer zu schauen, wie es in diesen Landschaften wirklich aussieht.

Werkzeuge werden stumpf

Als vor vielen Jahren das Fotobuch „Was bleibt" (58) erschien, stellte es etwas radikal Neues dar. So nah und einfühlsam waren Menschen mit Demenz noch nie fotografisch in ihrer Individualität, Persönlichkeit und Stärke gezeigt worden. Nicht umsonst konnte das Buch erst einmal nur im Selbstverlag herausgebracht werden. Die angefragten klassischen Buchverlage konnten sich nicht vorstellen, dass sich eine solche Veröffentlichung lohnen könnte. Heute sieht die Welt ganz anders aus. Mittlerweile gibt es erfreulicherweise viele Fotografen, die sich der Menschen mit kognitiven Veränderungen angenommen und exzellente Fotos, Fotobücher und Ausstellungen geschaffen haben. Ihre Arbeiten sind längst zum gewohnten Anblick in Zeitschriften, auf Flyern, Plakaten und Webseiten geworden. Eines von vielen Beispielen für die positiven Entwicklungen, die sich in der öffentlichen Darstellung von Menschen mit Demenz vollzogen haben! Wie immer bedeutet das aber zugleich, dass diese Bilder in der Regel nicht mehr dieselbe „erschütternde" Wirkung haben, wie es noch vor zehn oder fünfzehn Jahren der Fall gewesen sein mag. Das liegt in der Natur der Dinge. Doch berücksichtigen wir das auch angemessen, wenn wir meinen, mit einer Fotoausstellung im Rahmen einer Aktionswoche das Bewusstsein verändern zu können?

Es gibt heute eine Reihe guter (und schlechter) Filme zur Demenzthematik. Demenz taucht heutzutage verstärkt in Fernsehproduktionen bis hin zum sonntäglichen Tatort auf – auch das ist Ausdruck einer grundsätzlich positiven Entwicklung und darf gerne als Erfolg der Teile der Demenzszene betrachtet werden, die sich über viele Jahre engagiert dafür eingesetzt haben. Aber auch hier gilt: Der Filmabend im Rahmen der Demenzkampagne ist deshalb unter Umständen ein Mittel, mit dem sich nur noch sehr begrenzt Wirkung erzielen lässt.

Als die ersten sogenannten Erste-Hilfe-Schulungen für Polizisten, Feuerwehrleute oder Verkäufer entwickelt wurden, war das durchaus eine neue Qualität. Denn nun wurden tatsächlich Zielgruppen außerhalb des Kreises der üblichen Verdächtigen ins Visier genommen. Es wurden neue Türen aufgestoßen. Derartige Angebote haben viele Nachahmer gefunden und feiern bis heute Konjunktur. Doch sind viele von ihnen nach meiner Beobachtung längst zu schablonenhaften Ritualen mit zweifelhafter Wirkung geworden. Werkzeuge, in unserem Fall Aktionsformen, können irgendwann stumpf werden.

Angebote an den Menschen vorbei

Ist eigentlich alles, was nach übereinstimmender Meinung der Fachleute in der Demenzszene gut für Menschen mit Demenz ist, auch wirklich gut? Oder ist es zumindest immer zutreffend und passend? Im Rahmen der Begleitung eines großen Förderprogramms zum Thema Demenz wenden sich immer mehr Projekte aus ganz Deutschland mit folgender Problemstellung an uns, die Demenz Support: Man habe sein Konzept bei der Förderstelle eingereicht, das Vorhaben sei dort als fachlich sinnvoll eingeschätzt und gefördert worden. Nun habe man seine im Konzept vorgesehenen Angebote auch umgesetzt – aber niemand nutze sie! Da ist beispielsweise ein Aktivierungsangebot auf dem Land. Aber auch nach einem halben Jahr sei es nicht gelungen, mehr als einen Teilnehmer dafür zu gewinnen, und der sei mittlerweile wieder abgesprungen. Da ist das Projekt in einer mittelgroßen Stadt, das Demenzpaten ausgebildet hat. Diese sollen in die Haushalte gehen und die Angehörigen von Menschen mit Demenz entlasten. Nur: Obwohl über lange Zeit alle Register gezogen wurden, um die Demenzpaten „an den Mann zu bringen", wolle sie offenbar niemand haben! Bisher sei es zu keiner einzigen Vermittlung gekommen.

Menschen mit Demenz wollen beschäftigt und aktiviert werden. Pflegende Angehörige wollen und müssen entlastet werden.

Diese Annahmen dürften bei den Fachleuten in der Demenzszene unumstritten sein. Und diese Annahmen lieferten die Begründung für die genannten und für viele weitere Projektkonzepte. Treffen sie eventuell gar nicht zu? Das denke ich nicht. Das Problem, das in den Beispielen zum Ausdruck kommt, ist ein ganz anderes. Ähnlich wie bei den Demenzkampagnen muss man wohl davon ausgehen, dass in solchen Fällen Planungskompetenz nicht die ihr gebührende Rolle gespielt hat. Dass Menschen mit einer frischen Demenzdiagnose einen großen Bedarf an Beratung und Kommunikation haben, dürfte schon zutreffen. Doch allein deshalb muss kein einziger von ihnen das Angebot der neu geschaffenen Beratungsstelle für Frühbetroffene nutzen. Vielleicht, weil man dadurch eine Stigmatisierung befürchtet. Vielleicht aber auch – das legen entsprechende Studien zumindest nahe (59) –, weil ihre Fragen in der konkreten Situation ganz andere sind als die, die sich Profis ausgedacht haben. Möglich, dass das Aktivierungsprogramm auf dem Land keine Nachfrage findet, weil man hier mit der sogenannten Demenz seines Familienmitglieds nicht gerne hausieren geht. Möglich, dass aus demselben Grund niemand einen Demenzpaten in Anspruch nehmen möchte. Vielleicht geschieht es aber auch nicht, weil man den Anspruch hat, sich als Familie um sein demenziell verändertes Mitglied zu kümmern, und das ganz gut hinbekommt. Hat denn irgendjemand die auserkorene Zielgruppe vorab gefragt, wie es bei ihnen ausschaut und was sie sich wünschen? Genau das geschieht fast nie. Und so planen gutmeinende professionelle Helfer und Institutionen Dinge, die einfach nicht funktionieren wollen. „Tolles Angebot sucht Nutzer", könnte daher an vielen solcher Projektruinen stehen. Bedarfsanalysen wurden oft ausgelassen und Nutzerbefragungen sind schon gar nicht weit verbreitet – erst recht, wenn es um die von einer kognitiven Veränderung Betroffenen geht. Noch viel zu stark ist hierzulande die Haltung ausgeprägt, dass berufliche Experten eben die Experten für alle wichtigen Fragen sind. Sie sind es, die wissen, was gut für Menschen mit Demenz, für ihre Angehörigen oder für andere Personen ist. Das gilt erst recht, wenn es sich um Wissenschaftler handelt. Denn die Wissenschaft weiß objektiv Bescheid. Oder?

Und noch ein Mangel kommt an dieser Stelle zum Tragen: die fehlende Fehlerkultur. Das Projekt, das öffentliche Mittel erhalten hat, wird aus Angst vor Konsequenzen in der Regel nicht offen darüber sprechen, dass sein Konzept leider nicht aufgegangen ist. Der Träger, der hinter einem Angebot steht, kann sich kein Scheitern erlauben, weil so etwas imageschädigend ist. Und die fördernde Stelle hat leider allzu oft auch kein Interesse daran, über Nicht-Gelingendes zu reden. Für die Bilanz eines Ministeriums oder einer Stiftung scheint das nicht hilfreich zu sein. Ein Minister oder ein Stiftungsvorstand wollen der Öffentlichkeit gern von Erfolgen berichten. Ich konnte oft genug miterleben, wie Projekte, die vom Förderer intern klar als gescheitert eingestuft wurden, dennoch mit Pomp als Erfolgsgeschichte verkauft wurden. Das hilft niemandem: Lernen kann man nur durch Blick auf die Erfolge und Misserfolge. Oft sind letztere sogar die deutlich bessere Lernquelle.

Und so kommt es, dass alles rund um das Thema Demenz wunderbar zu laufen scheint. Landauf, landab überall tolle Projekte und tolle Aktivitäten. Es geht immer vorwärts und „unsere Demenzkranken" sind mittendrin! So steht es ja schließlich auf den vielen Kampagnenplakaten. Eine blühende Demenzlandschaft tut sich auf. Schaut man schärfer hin, erkennt man neben tatsächlich blühenden Wiesen auch nebelverhangene Areale. Aber die schaut man nicht so gerne an.

Die Wagenburg

Oder: Wie berechtigte Kritik abgewehrt und
umgedeutet wird

*Mein Vortrag ist zu Ende. Applaus, nun geht es in die Pause. Die
Teilnehmer des Demenz-Fachtages in einer mittelgroßen Stadt in
Deutschland machen sich plaudernd und diskutierend zum Buffet
auf. Mit ein paar Zuhörern wechsle ich vor dem Rednerpult noch
einige Worte, dann wende auch ich mich zum Buffet. Doch kaum
habe ich mir ein Glas Orangensaft genommen, sprechen mich zwei
Teilnehmerinnen an. Sie würden mir gerne eine sehr wichtige Frage
stellen, beginnt die eine. Natürlich stimme ich zu – schließlich bin
ich nicht nur zu dem Fachtag eingeladen worden, um als Redner etwas zum Thema „Teilhabe von Menschen mit Demenz" auszufüh-
ren, sondern auch, um mit den Teilnehmern ins Gespräch zu gehen.
Nun, hebt eine der beiden Damen an, sie hätten sich gefragt, ob mir
bewusst sei, dass ich in meinem Vortrag gerade sie und auch die Pflegenden allgemein beleidigt habe. Ich bin erstaunt! Wie soll ich jemanden beleidigt haben, den ich bis eben gar nicht gekannt habe? Und
warum sollte ich gleich alle Pflegenden beleidigt haben? Das wäre sicherlich ziemlich das Letzte, was mir in den Sinn käme. Aber so ange-
strengt ich auch nachdenke, es will mir partout nicht einfallen, wann
und wie dergleichen in meinem nur wenige Minuten zurückliegenden
Vortrag geschehen wäre. Also bitte ich die beiden Frauen, die sich als
Qualitätsbeauftragte und als Pflegedienstleistung einer stationären
Einrichtung zu erkennen geben, um eine Erläuterung ihres Vorwurfs.*

Wie sich herausstellt, geht es um die Beispiele aus Pflegeheimen: Ich
hatte geschildert, dass viele Heimbewohner dort den ganzen Tag
mehr oder weniger allein gelassen herumsitzen und kaum Ansprache erfahren. Ich hatte weiter ausgeführt, dass doch mittlerweile
Bewegung als ein wichtiger Baustein von Wohlbefinden anerkannt

sei, die Bewohner in den genannten und in vielen anderen Einrichtungen jedoch zur Immobilität verdammt seien. Alles Dinge also, die jeder weiß, der sich ein wenig im Pflegebereich auskennt. Ich hatte die Zuhörer gebeten, sich einmal für die eigene Person vorzustellen, wie es wäre, sich nicht mehr alleine fortbewegen zu können, aber auch keine oder zumindest keine ausreichende Unterstützung zu erhalten, die Bewegung ermöglichen würde. Müsste das nicht insbesondere von sehr bewegungsorientierten Menschen als große Qual empfunden werden? Und sei es daher nicht an der Zeit, an diesen Zuständen endlich etwas zu verändern?

Nichts schien mir an diesen Aussagen falsch zu sein. Schließlich hatte ich über reale und keineswegs einmalige, sondern sehr häufige Erfahrungen berichtet. Und über Sitzkultur, Bewegungsarmut und Immobilisierungsprozesse in Pflegeeinrichtungen kann man in Fachzeitschriften und Studienberichten bereits seit Langem ausführliche Informationen nachlesen. Und dennoch fühlten sich die beiden Pflegefachkräfte durch meine Aussagen als Personen und stellvertretend gleich als gesamter Berufsstand beleidigt. Dass ich in irgendeiner Einrichtung einmal solche Zustände gesehen hätte, erlaube es mir nicht, nun der Pflege vorzuwerfen, sie quäle Heimbewohner systematisch. Ob mir eigentlich bewusst sei, dass ich dadurch zu dem ebenso katastrophalen wie ungerechtfertigten Bild beitrage, das in der Öffentlichkeit ohnehin vorherrsche. Und: dass ich mit solchen Äußerungen engagierte Pflegekräfte nicht nur beleidigen, sondern auch demotivieren würde.

Nun: Das alles war und ist mir in der Tat keineswegs bewusst. Denn es trifft nicht zu! Aber das Beispiel zeigt etwas sehr Problematisches auf, das einem leider in der Pflege- und Demenzszene immer wieder begegnet und das ich die Wagenburg-Mentalität nenne. Auf berechtigte Kritik an unhaltbaren Zuständen in der Pflege – nicht an Pflegenden! – wird mit Abwehr und Umdeutungen reagiert. Eine Auseinandersetzung mit dem Inhalt der Kritik wird durch Vorwürfe nach dem Motto: „Wissen die Kritiker eigentlich, was sie da anrichten?" ersetzt. Die Frage sei erlaubt: Bringt uns das irgendwie weiter?

Es tut mir weh, wenn es nicht selten auch Pflegende sind, die sich schützend vor Zustände stellen, unter denen doch neben den unmittelbar Betroffenen – den Heimbewohnern, den Pflegebedürftigen, den alten und demenziell veränderten Menschen – auch sie selbst zu leiden haben. Dabei kopieren sie allerdings nur etwas, das ihnen von vielen Trägern und Lobbyverbänden allzu oft vorexerziert wird. Mit einer solch falschen Solidarisierung tun sich Pflegende jedoch keinen Gefallen. Im Gegenteil: Sie tragen aktiv zur Demontage des Ansehens ihres Berufsstandes bei.

Leuchttürme und Schattenseiten

Dass es in der Pflege – insbesondere wenn es um Menschen mit kognitiven Veränderungen geht – nicht zum Besten steht, weiß eigentlich jedermann. Sicher, es gibt die Einrichtungen, in denen vorbildhaft versucht wird, aus *Pflege*institutionen Orte des *Lebens* zu machen. Leitungsebenen und Mitarbeiterteams, Angehörige und oft auch engagierte Bürgerinnen und Bürger zeigen dort auf, was möglich ist, wenn man eine Idee und den festen Willen hat, etwas zu bewegen.

Schnell erliegt man aber der Gefahr, diese „Leuchttürme" im Geiste zu vervielfachen und für die Mehrheit zu halten. Damit geht man sicherlich deutlich an der Realität im deutschen Versorgungssystem vorbei. Wer im Bereich wissenschaftlicher Studien und Modellprojekte tätig ist, kennt die Erfahrung, dass es (fast) immer nur „die guten" Träger und Einrichtungen sind, die sich öffnen und als Studien- oder Modellstandort zur Verfügung stellen. Schließlich will man dort etwas bewegen. Und so prägen solche Einrichtungen für viele der mit ihnen in Kontakt stehenden Personen das Bild von Pflege, Pflegeheimen und dem Stand der Dinge. Doch was ist mit all den anderen Einrichtungen?

Vermutlich geht es in den meisten Pflegeeinrichtungen nicht so innovativ und kreativ zu wie in den oben genannten. Hier lässt es sich nicht so gut leben, hier herrscht eher grauer Alltag vor und hier treffen wir auf das, was man allgemein unter dem Begriff „Pflegenotstand" diskutiert. Auch für die beruflich Pflegenden sind die Arbeitsbedingungen oft nicht annehmbar.

Und schließlich gibt es die extreme Schattenseite der Pflegerealität, die Claus Fussek und Gottlob Schober seit vielen Jahren unermüdlich so schildern: „Alte und pflegebedürftige Menschen werden gefesselt, obwohl sie noch gehen können. Sie werden mit Psychopharmaka ruhiggestellt, obwohl sie es gar nicht müssten. Sie werden mit Magensonden ernährt, obwohl sie, mit etwas Zeit, noch selbst essen könnten. Sie werden eingesperrt, obwohl sie gerne täglich an die frische Luft möchten. Ihnen werden Windeln verpasst, obwohl sie noch selbst zur Toilette gehen könnten." (60) Und es gibt immer wieder auch Gewalt und Misshandlungen.

Auch die klassischen Medien widmen sich, übrigens unabhängig von aktuellen Skandalfällen, in mehr oder weniger regelmäßigen Abständen dem großen Thema Pflege. Im Oktober 2014 berichtete die *Zeit* über eine von ihr durchgeführte Onlinebefragung über die Zustände in deutschen Heimen. Über 650 Angehörige, Pflegende und sogar Heimleiter hatten sich gemeldet und von ihren Erlebnissen berichtet: „Da ist die Rede von abgerückten Betten, damit Demenzkranke nicht an die Notklingel herankommen. Von willkürlich verabreichten Psychopharmaka, um die Alten ruhig zu stellen. Von wund gelegenen oder vollkommen dehydrierten Heimbewohnern. Von Verachtung und Spott gegenüber den Kranken. Von körperlicher Gewalt." (61) Missstände wie die geschilderten sind im Alltag deutscher Heime offenbar nichts Ungewöhnliches, so das Fazit der Zeit.

Alles zusammen ist die Realität der deutschen Pflege: die guten Beispiele, die nicht so guten und die skandalösen Beispiele und Zustände! Doch wie geht man damit um? Wie schaut es eigentlich

mit Blick auf das Thema Demenz genau aus? Was wissen wir eigentlich darüber, was in den Einrichtungen geschieht? Diese Frage
hatte sich das Sozialministerium des Landes Baden-Württemberg
vor wenigen Jahren gestellt und die Demenz Support Stuttgart mit
einer Bestandserhebung in den stationären Einrichtungen des Landes beauftragt (62). Herausgefunden werden sollte, welche Konzepte und Organisationsformen in welchem Umfang vorhanden
waren und umgesetzt wurden. Die Ergebnisse waren ernüchternd
und in der Lage, so manche Illusion zu zerstreuen. Dass bei einer
Mehrheit der Einrichtungen bereits spezielle Wohngruppenkon-
zepte für Menschen mit Demenz Praxis sind, das schien nach all
den intensiven Fachdiskussionen um Hausgemeinschaftsmodelle
selbstverständlich. Stimmt aber nicht! In 80 Prozent der Einrichtungen herrschten laut Erhebung nach wie vor die traditionelle Sta-
tion beziehungsweise der traditionelle große Wohnbereich vor.

Hier haben wir es mit einem bereits angesprochenen Phänomen
zu tun: Weil sich die Fachdiskussion um bestimmte Themen dreht
und immer wieder auf herausragende Beispiele fokussiert, setzen
sich diese als unterstellte Realität in den Köpfen der Beteiligten fest.
Die andere Seite der Realität gerät aus den Augen oder wird falsch
eingeschätzt – sie verliert sich hinter einer Nebelwand.

Bagatellisieren, Verleugnen, Gegenangriff

Also kann eigentlich niemand etwas dafür, wenn er – schließlich in
gutem Glauben – die negativen Seiten in der Pflege nicht sieht? Das
wäre eine völlig falsche Interpretation des Gesagten. Die bereits
zitierten Pflegemissstände-Kritiker Fussek und Schober betonen
immer wieder, dass eigentlich jedermann über die Situation in der
Pflege älterer und demenziell veränderter alter Menschen Bescheid
wisse. Nur möchten eben viele das gar nicht so genau wissen oder
sind eifrig bemüht, über offenkundige Missstände hinwegzusehen,

sie zu bagatellisieren oder zu leugnen. Dazu zählen große Teile der Pflegebranche, also der Betreiber von Pflegeeinrichtungen und -diensten sowie deren Lobbyverbände. Geht es nämlich um Missstände oder werden solche an exemplarischen Fällen aufgedeckt, dann muss man nicht lange auf Reaktionen in folgendem Tonfall warten: „Nun gut, schwarze Schafe gibt es überall. Wir haben es mit bedauerlichen Einzelfällen zu tun, die man aber nicht überbewerten darf." Nach solchen Bagatellisierungsversuchen wird in der Regel sofort auf Gegenangriff umgeschaltet: Es sei unerhört, dass beispielsweise Journalisten sich dazu hergäben, durch Berichte über bedauerliche Einzelfälle die gesamte Pflegebranche und vor allem die dort Tätigen an den Pranger zu stellen, zu beschuldigen und in den Dreck zu ziehen. Damit würden sie nur grassierende und selbstverständlich völlig unbegründete Vorurteile sowie Menschen in ihrer ebenso unbegründeten Angst vor Pflegeeinrichtungen bestärken. Das sei einfach verantwortungslos.

Medien neigen oft zu Vereinfachung und Skandalisierung. Für viele Medien ist das ein bestimmendes Merkmal ihres Tuns. Nur: Das trifft auf alle Bereiche des gesellschaftlichen Lebens zu und ist uns daher wohlbekannt. Meistens – und bedauerlicherweise – stört das kaum jemanden. Schließlich würden sonst wohl kaum all die Boulevardzeitungen und Fernsehmagazine tagtäglich ihre vielen Millionen treuen Kunden finden. Werden Missstände in Lebensmittelbetrieben aufgedeckt, begrüßen das vermutlich die meisten Menschen – nur die betroffenen Gammelfleischhändler oder Weinpanscher nicht. Verständlich! Doch das Aufdecken der Missstände, ganz gleich in welcher Form, bietet den Verantwortlichen – hier den Akteuren der Lebensmittelbranche sowie der Politik – die Möglichkeit zum Handeln. Man weiß nun, wo es brennt, und kann (oder könnte zumindest) Abhilfe schaffen sowie Vorsorge für die Zukunft treffen. Jeder, der etwas auf seinen Stand und sein Gewerbe hält, müsste darüber eigentlich froh und dankbar sein. Warum aber reagiert die Pflegebranche in der Regel nicht so, sondern bildet meistens schnell eine Wagenburg, wie wir sie aus Western kennen, um den Verteidigungskampf zu beginnen?

Wir sollten uns immer wieder vor Augen halten, dass wir es im Bereich der Pflege vorrangig mit einer sehr verletzlichen Personengruppe zu tun haben: mit alten, pflegebedürftigen, sogenannten verwirrten und sterbenden Menschen. Man kann sie noch so oft in der modernen Managementsprache „Kunden" nennen: Das sind sie in der Regel eben nicht. Stattdessen sind sie extrem abhängig von denen, die beruflich, aber auch familiär mit ihrer Pflege und Betreuung beschäftigt sind. Sie sind den Institutionen, in denen sie betreut werden, mehr oder weniger schutzlos ausgeliefert und vom Wohlwollen und der Haltung sowie dem Können der dort Tätigen abhängig. Ein paar Romantiker mögen ja daran glauben, dass MDK-Benotungs- und Kontrollsysteme hier einen ausreichenden Schutz bieten. Wäre das so, müsste die Realität in der Pflegewelt deutlich anders aussehen.

Schutzlos ausgeliefert, abhängig: das sind Vokabeln, auf die die Vertreter der Pflegebranche meist allergisch reagieren. Solche Begriffe, so der Vorwurf, den man oft von ihnen zu hören bekommt, suggerierten, dass wir es mit einer Rotkäppchen-Wolf-Konstellation zu tun hätten. Die Pflegebedürftigen wären das unschuldige Mädchen mit der roten Haarkappe, während die Pflegeheime und Pflegeanbieter der Wolf seien, der nur Böses im Schilde führe. Und das sei eine immer wieder geäußerte Unterstellung, gegen die man sich mit aller Kraft wehren müsse.

Richtig! Gegen eine solche Pauschalisierung sollte man sich deutlich verwehren. Doch darum geht es in der Regel nicht, wenn von der Pflegebranche Kritik an Kritikern von Missständen geäußert wird. Nach meinem Eindruck geht es stattdessen fast immer darum, einen Pappkameraden aufzubauen, dem man seinerseits unlautere Absichten unterstellt – Skandalisierung! Pauschalisierung! Beleidigung! Und schon, so zumindest die Hoffnung, wendet sich das Interesse vom unangenehmen Tatbestand – dem Pflegemissstand – wieder ab.

Dass sich in Institutionen und Pflegesettings pflegebedürftige, demenziell veränderte und sterbende alte Menschen in einer Situation weitgehenden Ausgeliefertseins befinden, ist keine moralische, sondern eine analytische Aussage. Sie ist keine Unterstellung und kein Angriff, sondern weist auf eine strukturelle Gegebenheit von zentraler Bedeutung hin. Sie besagt nicht, dass in solchen Abhängigkeitsstrukturen stets Böses geschieht, sondern dass so etwas geschehen kann. Und deshalb folgt aus ihr ein notwendiges Plädoyer für eine ehrliche Diskussion, für wirksame Schutzmechanismen und für die Herstellung von Öffentlichkeit. Das schließt die schonungslose Thematisierung eklatanter Missstände unbedingt ein!

Im Übrigen: Jeder, der einmal im Zustand großer Schwäche in einem Krankenhaus war, müsste eigentlich eine Ahnung haben, wovon die Rede ist, wenn von Ausgeliefertsein und Schutzbedarf gesprochen wird.

„Um Missstände offenzulegen, braucht es doch keine skandalisierende Kritik von außen", bekomme ich oftmals von Vertretern der Branche zu hören. „Das können wir doch viel besser intern regeln." Wirklich? Merkwürdig nur, dass man so wenig – andere würden sagen: gar nichts – von solchen internen Thematisierungs- und Klärungsprozessen hört. Selbst wenn es sie gäbe: Erst, wenn sie ehrlich öffentlich thematisiert würden, wären sie relevant. Ansonsten kann sie nämlich niemand nachvollziehen. Und schließlich: Was würden Sie von dem Argument der Fleischbranche halten, man möge doch bitte die öffentliche Thematisierung von Hygienemissständen unterlassen, weil man das alles intern im Griff habe und bearbeiten würde? Dass das nicht so ist, zeigen ja gerade die immer wieder aufgedeckten Skandale.

In einer demokratischen Gesellschaft und erst recht unter einer zivilgesellschaftlichen Zielsetzung gehören Themen wie die Sorge um alte, pflegebedürftige und kognitiv veränderte Menschen in den öffentlichen Diskurs. Auch all das, was schief läuft, was schlecht ist, was der Veränderung bedarf. Und die beruflich und ökonomisch für diese Sorgearbeit tätigen Institutionen und Verantwortlichen täten gut daran, auf Kritik nicht aus der Wagenburg heraus mit Sperrfeuer zu reagieren, sondern sie als Chance zu begreifen. Viele Vertreter der Pflegebranche machen gern Kritiker von Missständen für das geringe Ansehen eben dieser Branche und der dort Tätigen verantwortlich. Ist es aber nicht genau umgekehrt? Wenn berechtigte Kritik an unhaltbaren Zuständen mit Bagatellisierung, Vorwürfen und Gegenangriff beantwortet wird: Schürt das nicht vielmehr das Misstrauen bei den Bürgerinnen und Bürgern?

Orte guter Praxis

Zum Glück gibt es immer mehr Bücher, Vorträge, TV-Berichte und Präsentationen, die funktionierende Pflegeeinrichtungen und Projekte zeigen, Orte, an denen mit viel Fantasie und Enthusiasmus versucht wird, lebenswerte Orte zu schaffen. Oder an denen Alternativen zu traditionellen Wohn- und Pflegekonzepten entwickelt und gelebt werden. Hier müsste noch mehr als bisher geschehen. Denn durch Gute-Praxis-Beispiele und vor allem dadurch, dass man sie bekannt macht, kann man wichtige Impulse setzen.

Und es gibt nicht nur Vernebelung, Bagatellisierung und Kritik an den Kritikern der Schattenseiten, sondern auch Widerstand. Einer dieser Widerständler, in seiner Branche dafür von manchem als Nestbeschmutzer empfunden, ist der Augsburger Pflegeheimbetreiber Armin Rieger. Statt sich wie fast alle seiner Kollegen auf seiner MDK-Prüfungsnote 1 auszuruhen und den lieben Gott einen guten Mann sein zu lassen, tut er Unerhörtes: Seine Note 1 will er nicht annehmen und zudem zieht er auch noch vors Verfassungsgericht (63). Begründung: Verletzung der Schutzpflicht des deutschen Staates gegenüber pflegebedürftigen Menschen. Eine gute Pflege und die Erfüllung vertraglich vereinbarter Leistungen, so Rieger, seien in den Heimen gar nicht möglich. Stattdessen seien auch in seiner Einrichtung Menschenrechtsverletzungen an der Tagesordnung. Nicht, weil die Pflegenden oder er als Betreiber böse Menschen seien, sondern wegen der Rahmenbedingungen, unter denen Pflege stattfindet. Dafür ist unter anderem die Politik zuständig, daher seine Klage. Aber eben nur „unter anderem". Einen Großteil der Verantwortung tragen die Leistungserbringer nämlich seiner Meinung nach selbst: „Während in der Industrie nur mit guten Produkten und guter Arbeit Gewinne erzielt werden, ist es in der Pflege genau umgekehrt. Gute Pflege kostet Geld, während mit schlechter Pflege Geld verdient werden kann." (64) Sein Fazit: „Da aber mit den jetzigen Verträgen trotz Personalmangel viel Geld verdient wird, hat sich in den letzten Jahren dahingehend nicht viel verändert."

Es geht also offensichtlich auch anders. Armin Rieger ist sicherlich nicht der einzige Rebell innerhalb der Betreiberszene, eine Ausnahme aber allemal. Schützenhilfe erhält er übrigens auch von anderer Seite. Der Sozialverband VdK hat wegen „grundrechtswidriger Zustände" im Pflegesystem ebenfalls das Bundesverfassungsgericht in Karlsruhe angerufen. Um genau zu sein: Er unterstützt sieben Kläger, die gegen die Verletzung von Grundrechten in deutschen Pflegeheimen vorgehen. „Vernachlässigung, Druckgeschwüre, mangelnde Ernährung, Austrocknung und freiheitsentziehende Maßnahmen mit Fixiergurten oder durch Medikamente kommen leider hierzulande viel zu häufig vor. Wir können deshalb nicht von bedauerlichen Einzelfällen sprechen. Schuld daran sind aber nicht die Pflegekräfte, sondern die Bedingungen, unter denen sie arbeiten müssen.", heißt es dazu (65). Ganz gleich, wie dieser wagemutige Schritt auch ausgehen mag: Er zeigt, dass es auch noch andere Strategien gibt, als zu jammern oder zu beschönigen.

Die Erde – ein Jammertal!

Oder: Viele klagen, aber wenige kämpfen

Eine Veranstaltung in Berlin. Soeben sind zwei hochkarätige Vorträge zu Ende gegangen. Das Thema: Palliativkultur in der Pflege umsetzen. Nun besteht für die rund 200 Anwesenden, fast alle aus Pflege- und Betreuungsberufen, die Gelegenheit für Nachfragen und zur Diskussion. Die erste Hand geht hoch. „Also, bei uns im Heim, da komme ich ja nicht mal dazu (…)“ Eine zweite Person erhält das Wort. „Unsere Bewohner, bei denen kann man nicht (…)“ So geht es weiter, Wortmeldung um Wortmeldung. Auf die Anregung aus den beiden Vorträgen geht niemand ein. Stattdessen steigert sich der Saal langsam, aber sicher in eine kollektive Jammerdepression.

Eine Erfahrung wie die geschilderte ist leider keine einmalige, sondern eine, die ich sehr oft machen muss. Es wird gejammert. Es wird geklagt. Es wird Beispiel um Beispiel hervorgekramt, wo etwas nicht geklappt hat. Und auch niemals klappen wird! Ob in einer Diskussionsveranstaltung, in einem persönlichen Gespräch oder in einer Beratungssituation: Stets gibt es jede Menge Menschen in der Pflege und Betreuung, die wortreich erläutern, warum alles ganz schlecht ist und auf gar keinen Fall verändert werden kann. Man kann noch so viele exzellente Praxisbeispiele berichten, noch so sehr aus dem reichen Fundus an Erfahrungen schöpfen – es hilft bei diesen Personen rein gar nicht. Bei ihnen ist merkwürdigerweise die Heimleitung immer noch einen Tick unfähiger und unwilliger als irgendwo anders auf der Welt. „Ihre“ Dementen scheinen um ein Vielfaches dementer zu sein als alle anderen. Und die Pflegeversicherung ist sowieso schuld an allem. Wie ein Pfefferspray werden solche Killerargumente in Richtung Gegenüber abgeschossen, damit dieses nicht auf die Idee kommt, weitere Gegenbeispiele auf den Tisch zu legen oder die Einwände der Jammerer kritisch zu hinterfragen.

Hilft das alles nichts, wird gerne Energie darauf verwendet, den anderen der Ahnungslosigkeit zu überführen: „Kennen Sie überhaupt Demenzkranke? Haben Sie schon einmal ein Pflegeheim von innen gesehen? Wissen Sie überhaupt, wie es ist, wenn man einen Demenzkranken in der Familie hat?" Und wenn, so in meinem und im Fall vieler anderer Personen, diese Verteidigungsmaßnahme auf ganzer Linie scheitert, dann bleibt noch die Rückkehr zu einem der vorher bereits eingesetzten Mittel. „Gut, es mag ja hier und dort so sein, wie Sie erzählen, aber bei uns geht das auf keinen Fall, weil (…)."

Man mag diese Beschreibung für überspitzt halten. Das ist sie aber ganz und gar nicht. Zum Glück trifft sie nicht auf alle Menschen zu, die mit alten und demenziell veränderten Personen zu tun haben. Aber doch auf sehr viele!

Warum handeln Pflegende so?

Die Situation in der Pflege ist hart, ganz besonders dort, wo Menschen mit demenzieller Symptomatik betreut werden. Pflegende sind arg überlastet. Viele leiden an den Rahmenbedingungen, unter denen sie arbeiten müssen. Anlass für Frust und Resignation gibt es zuhauf, auch Grund zum Jammern und Klagen. Das alles stimmt und ist wohlbekannt. Und dennoch hilft es niemandem, wenn Jammern sich in weiten Teilen der Pflege- und Demenzszene zu einer Art Leitkultur entwickelt hat. Denn Jammern ist defensiv, bleibt konsequenzlos und verweigert sich dem Handeln, um aktiv zur Veränderung beitragen. Protest bedeutet auch eine Bekundung von Missfallen und Ablehnung. Aber er will mehr: „Protestierende können einen Protest organisieren, indem sie ihre Meinung publik machen, um Einfluss auf die *öffentliche Meinung* oder die Politik zu gewinnen, oder indem sie mittels einer *direkten Aktion* versuchen, die erwünschten Veränderungen herbeizuführen." (66)

Es sind beileibe nicht nur Pflegende und Betreuende, die zu den geschilderten Jammer- und Abwehrstrategien greifen. „Wir können ja gar nichts machen, die Politik und die Kassen sind schuld!" Solch einen Satz kann man andauernd von Trägern und Dienstleistern im Altenhilfebereich hören. Oder wenn es um konkrete Maßnahmen in Richtung Teilhabe geht: „Schon richtig, aber die Gesellschaft ist einfach noch nicht reif dafür!" Und wird es so auch niemals werden, ist man geneigt hinzuzufügen. Auch hier greift der Hinweis auf Beispiele für das Gegenteil meistens nicht. Wer sie nicht hören will, der ignoriert sie eben oder erklärt sie zu exotischen Ausnahmen, denen keine Aussagekraft zukommt. Manchmal kommt es sogar vor, dass sie glatt bestritten werden. Was nicht sein soll, darf eben nicht sein.

Es ist skurril: Da wird tagtäglich über die unzumutbare Situation in der Pflege und Betreuung geklagt, und gleichzeitig rührt die breite Masse der Sich-Beklagenden keine Hand, um daran etwas zu ändern. Warum gibt es so gut wie keinen Widerstand in und aus der Pflege?

Die Pflegewissenschaftlerin Angelika Zegelin erklärt sich das so: „Die Pflegenden wollen ihre Bewohner und Patienten schützen. Die haben Angst, dass, wenn sie sich beschweren und Theater machen, alles liegen bleibt und die Pflegebedürftigen auf der Strecke bleiben." (67) Franz Wagner, Bundesgeschäftsführer des Deutschen Berufsverbandes für Pflegeberufe, argumentiert ähnlich: „Pflegende sind in so einer Art ,Komplizenschaft' mit den Patienten und Bewohnern (…) Sie sind so sozialisiert, immer für diejenigen einzuspringen, die nicht mehr selbst für sich sorgen können. Und dann haben sie am Ende vor lauter Überarbeitung keine Kraft mehr zum Protestieren." (68)

Eine ernüchternde Diagnose. Denn klar ist: Die gut gemeinte Komplizenschaft macht die Pflegenden zu Geiseln. Veränderung und Verbesserung werden so verhindert. Politisches Engagement von Pflegenden ist selten. Es sind nicht allzu viele, die sich im Berufsverband oder in der Gewerkschaft organisiert haben. „Altenpflege-Demo zieht nur wenige an!", titelte *CareKonkret* kürzlich und berichtete: „Altenpflegekräfte lassen sich scheinbar schwer mobilisieren: Diese Erfahrung machte jetzt die Gewerkschaft Verdi, die im Rahmen eines Aktionstages Altenpflege zu einer Kundgebung in Hamburg eingeladen hatte. Nach Angaben des Veranstalters waren zwischen 50 und 100 Teilnehmer dem Aufruf gefolgt." (69) Zur Be(un)ruhigung: Auch der Organisationsgrad und das politische Engagement anderer Berufsgruppen, beispielsweise der Sozialarbeiter, ist mehr als bescheiden.

Eigentlich ist es paradox: Überall herrscht ein Mangel an Pflegekräften. Das müsste diese doch in die Lage versetzen, sich nicht alles bieten zu lassen, aufzubegehren, sich nicht weiter unerträglichen Arbeitsbedingungen zu unterwerfen. Jede halbwegs gute Pflegekraft hat Wahlmöglichkeiten. Warum werden diese nicht stärker genutzt? Würden die Pflegenden sich über die von Franz Wagner benannte Komplizenschaft hinwegsetzen und sich zusammentun: Sie hätten durchaus Macht.

Und die Träger?

Das gilt erst recht für die Träger und Dienstleistungsanbieter im Bereich der Pflege. Die Freie Wohlfahrtspflege ist mit etwa 1,4 Millionen Beschäftigten einer der größten Arbeitgeber in Deutschland (70). Für 2012 ist allein im Bereich der Altenhilfe die Rede von mehr als 18.000 Einrichtungen und Diensten sowie fast einer halben Million Beschäftigten. Dabei umfasst die Wohlfahrtspflege nur einen Teil der Anbieter. Nicht eingerechnet sind die vielen privaten Dienstleistungsanbieter. „Im stationären Bereich befanden sich 2009 schon 40% der Pflegeheime in privater Trägerschaft, im ambulanten Bereich sogar über 60%. Private Anbieter versorgten 34% der stationär und 47% der durch ambulante Dienste betreuten

Pflegebedürftigen. Damit erbringen private Einrichtungen bereits einen großen Teil der Pflegeleistungen in Deutschland." (71) Kurzum: Wir haben es hier nicht nur mit einem riesigen Markt, sondern auch mit einer enormen Marktmacht der Anbieter zu tun!

Nun beklagen bekanntermaßen auch die Wohlfahrtsverbände und privaten Anbieter kontinuierlich die unhaltbaren Zustände im Bereich der Pflege. Warum, so muss man sich angesichts dieser Zahlen fragen, setzen sie nicht ihre geballte Macht zur Verbesserung dieser Umstände ein? Welcher Minister würde nicht weiche Knie und Schweißperlen auf der Stirn bekommen, wenn die Träger, Verbände und Anbieter erklären würden: „So geht es nicht weiter! Wir können keine menschengerechte Pflege mehr sicherstellen. Entweder die Politik ändert daran jetzt etwas, oder wir stellen unsere Arbeit ein!" Ein Streik, oder vielmehr die Ankündigung, die Versorgung der pflegebedürftigen und demenziell veränderten Menschen zurück an den Staat zu geben, müsste doch ein Erdbeben auslösen. Dass unter den gegebenen Umständen keine menschenwürdige Pflege mehr leistbar ist, haben einzelne Anbieter schon mehr als einmal erklärt. Merkwürdigerweise hat es sie aber bisher nicht daran gehindert, diese Pflege weiterzuführen (72).

Haben wir es auch auf der Ebene der marktmächtigen Dienstleister mit einer „Komplizenschaft" mit den Bewohnern und Patienten zu tun? Spielt hier nur ein ausgeprägtes Verantwortungsbewusstsein eine Rolle? Schließlich macht es einen Unterschied, ob die Müllabfuhr ankündigt, den Abfall nicht mehr zu entsorgen, oder ob Pflegeheime mit der Einstellung der Pflege unterstützungsbedürftiger Menschen drohen. Doch würden es die Verbände tatsächlich damit ernst meinen, sich notfalls aus der Pflege zurückzuziehen – die Politik und die Sozialleistungsträger wären auf Gedeih und Verderb zum Reagieren gezwungen.

Könnten auch noch ganz andere Gründe mitspielen, wenn Träger und Verbände ihre Marktmacht nicht nutzen? Vielleicht verdient es das Zitat eines Kenners, seines Zeichens selbst Pflegeheimbetreiber, gleich zweimal in diesem Buch angeführt zu werden: „Gute Pflege kostet Geld, während mit schlechter Pflege Geld verdient werden kann (...) Da aber mit den jetzigen Verträgen trotz Personalmangel viel Geld verdient wird, hat sich in den letzten Jahren dahingehend nicht viel verändert." (73)

Was tun?!

Das führt zurück zu den beruflich Pflegenden. Der Altenhilfeexperte Erich Schützendorf fordert sie auf, sich nicht nur als Vertreter der Alten und Pflegebedürftigen zu verstehen, sondern auch als Vertreter in eigener Sache. Und das auch gegenüber ihren Arbeitgebern, die den Eindruck erwecken würden, man säße eigentlich immer im selben Boot: „Aber die meinen dann immer nur mehr Geld und mehr Personal, was zwar nicht falsch, aber längst nicht alles sein kann." (74)

Wenn die Arbeit nicht mehr zu leisten ist, wenn gar Gesundheit und Leben der Pflegebedürftigen auf dem Spiel stehen: nicht einfach weitermachen, sondern eine Überlastungsanzeige stellen (75)! Sich mit anderen Kolleginnen und Kollegen absprechen und gemeinsam vorgehen! Nicht sagen: „Das geht sowieso nicht", sondern es versuchen. Solidarität mit demenziell veränderten und anderen Bewohnern nicht durch Aufopferung, sondern durch Widerstand zeigen.

Banal klingende Ratschläge. Doch gibt es bessere?

Wer die Politik macht

Oder: Verbindlichkeit einfordern – und selbst aktiv werden

„Demenz – eine Herausforderung für die Politik". Das ist der Titel des Diskussionsabends, zu dem die rührige Demenz-Initiative einer Gemeinde in Hessen eingeladen hat. Rund 30 Interessierte sind in den Versammlungsraum der Volkshochschule gekommen, um den Ausführungen des Referenten, seines Zeichens Landrat, zu lauschen und anschließend darüber zu diskutieren. Der Landrat spricht jetzt bereits eine halbe Stunde. Unterstützt von Power-Point-Folien berichtet er von den vielen Maßnahmen, die die Landesregierung bereits auf den Weg gebracht habe, um Demenzkranken und ihren Angehörigen das Leben zu erleichtern. Besonders ausführlich widmet er sich den Leistungsverbesserungen, die das erst kürzlich auf Bundesebene in Kraft getretene Pflege-Neuausrichtungsgesetz mit sich bringen werde. Weitere fünfzehn Minuten vergehen, bis sich im Saal die Hand einer Zuhörerin hebt. Ob er Zwischenfragen erlaube, wird der Referent daraufhin vom Moderator gefragt. „Aber selbstverständlich!", lautet dessen Antwort. Die Frau, die sich zu Wort gemeldet hat, erhebt sich von ihrem Sitz und wendet sich an den Landrat: „Ich dachte, heute würde es um Demenz als Herausforderung für die Politik gehen. Bis jetzt haben wir aber nur etwas über Pflege, Pflegestärkung und Pflegeleistungen gehört. Ist Demenz für Sie denn nur eine Frage von Pflege?" Der Referent schaut überrascht. Es braucht einige Zeit, bis er zu einer Antwort ansetzt.

So wie der Frau in diesem Beispiel kann es einem oft gehen, wenn man Ausführungen zur Rolle und zu den Aufgaben der Politik im Themenfeld Demenz lauscht. Offensichtlich scheint die Politik die gerne zitierte Herausforderung Demenz vor allem als eine Pflegefrage zu begreifen. Die großen (oder vielleicht auch nicht so großen) gesetzgeberischen Meilensteine lauten in diesem Verständnis: Pflegeversicherungsgesetz, Pflege-Qualitätssicherungsgesetz, Pflegeleistungsergänzungsgesetz, Pflege-Weiterentwicklungsgesetz (SGB XI), Pflegeneuausrichtungsgesetz und Pflegestärkungsgesetz. Mit jedem dieser Pflegegesetze wurden die Leistungen für Menschen mit kognitiven Veränderungen ein Stück weiter ausgebaut. Als 1995 das „Muttergesetz" SGB XI in Kraft trat, spielten darin sogenannte Demenzkranke noch keine große Rolle. An dem zwanzig Jahre später in Kraft getretenen Pflegestärkungsgesetz kann man die Entwicklung gut ablesen: Der Kanon und der Umfang von Pflege-, Betreuungs- und Entlastungsmaßnahmen haben sich deutlich erweitert. In diesem Sinne ist es durchaus verständlich, wenn Sozialpolitiker auf diese Entwicklungen und Verbesserungen verweisen, wenn es um das Thema Demenz geht. Gleichzeitig werden sie nicht müde zu betonen, dass diese Entwicklung noch lange nicht zu Ende sei. Nach der Pflegereform ist vor der Pflegereform!

Vieles bleibt an den Pflegereformen der Vergangenheit weiterhin als unzureichend zu kritisieren. Gleichwohl sind die Verbesserungen, die sie für die betroffenen Familien bedeuten, nicht ernsthaft zu leugnen. Und dennoch hat die Zuhörerin in meinem Eingangsbeispiel den Finger in eine klaffende Wunde gelegt. Demenzpolitik scheint Pflegepolitik zu sein! Demenz = Pflege: Stimmt diese Rechnung?

Hier springt die Politik meines Erachtens jedoch viel zu kurz. Mit einem solch reduzierten Verständnis wird man wohl kaum in der Lage sein, die Herausforderung zu meistern, vor die das Phänomen Demenz die Gesellschaft stellt. Vor allem belässt es Menschen mit kognitiven Veränderungen im Status pflege- und betreuungsbedürftiger Personen. Das ist ein arg konservatives, leider aber auch weit verbreitetes Verständnis von Demenz.

Von der Pflege zur Teilhabe

Die bereits an anderer Stelle zitierte UN-Behindertenrechtskonvention „verbietet" eigentlich ein solch konservatives Verständnis. Aus ihrer Perspektive lässt sich die Reduzierung von Menschen mit kognitiven Beeinträchtigungen auf Empfänger von Pflege- und Betreuungsleistungen nicht aufrechterhalten. Alle gesetzlichen Regelungen vollziehen sich vor dem Hintergrund eines seit Langem fachlich völlig unhaltbaren und überholten Begriffs von Pflegebedürftigkeit. In jeder Legislaturperiode wurde daher die Reform des Pflegebedürftigkeitsbegriffs lautstark angekündigt. Doch trotz aller Ankündigungen und Expertengremien ist bis heute nichts geschehen. Selbst wenn es irgendwann tatsächlich zu einer solchen Reform kommen sollte, bliebe zu fragen: Reicht das? Reicht uns ein neuer Pflegebedürftigkeitsbegriff? Auch hier würde das Thema Demenz weiter in der Engführung von Pflege verharren. Und das ist fatal. Eigentlich muss es heute um die Frage der Teilhabe von Menschen mit Demenz gehen.

Nun könnte man denken, das geschehe bereits. Schließlich ist nicht nur die Rede von der Reform des Pflegebedürftigkeitsbegriffes, sondern es laufen auch gesetzgeberische Bemühungen zur Entwicklung eines Bundesteilhabegesetzes. Hier hat man sich hehre Ziele gesetzt Es soll Menschen mit Behinderung aus dem bisherigen „Fürsorgesystem" herausführen und Leistungen nicht länger institutionszentriert, sondern personzentriert bereitstellen. Sogar die Einführung eines Bundesteilhabegeldes soll geprüft werden. Doch Vorsicht! Wenn hier von Menschen mit Behinderung die Rede ist, dann steht ein „klassisches" Behindertenverständnis dahinter. Gemeint sind beispielsweise Personen mit Hörbehinderung, geistig behinderte Menschen, blinde Menschen oder auch Personen mit fehlenden Körperteilen. Aber Menschen mit einer demenziellen Beeinträchtigung? Die sind nicht gemeint. Wir haben es hier wie gewohnt mit der Spaltung in Personengruppen zu tun: Hier die Behinderten, für die es um Eingliederung, Teilhabe und persönliche Assistenz geht. Dort die sogenannten Demenzkranken, die nur Anspruch auf Leistungen zur Pflege und Betreuung haben sollen. Eine Aufspaltung, die unhaltbar ist, wie der Sozialrechtsexperte Thomas Klie kritisiert (76).

Heilige Kühe: Qualitätsmanagement und Pflegenoten

Die Situation in der institutionellen Pflege und in der Betreuung von Menschen mit Demenz ist ernst, kritisch und manchmal sogar katastrophal. Das weiß jeder, das spüren die unmittelbar Betroffenen tagtäglich hautnah. Aus diesem Grunde hat man bereits vor vielen Jahren auf politischer, auf pflegefachlicher und auf der strukturellen Ebene Instrumente eingeführt, die Abhilfe schaffen sollen. Zwei dieser Instrumente sind das Qualitätsmanagement und die Benotung von Pflegeheimen. Beide sind Beispiele dafür, wie ursprünglich gut Gemeintes sein Ziel aus den Augen verliert, kontraproduktiv wird, aber dennoch beständig weiter am Leben gehalten und gepäppelt wird.

Qualität muss sein – erst recht dort, wo es um sogenannte Humandienstleistungen, also um Dienstleistungen für Menschen geht. Aus diesem Grunde konnte der Qualitätsgedanke sich auch in der Pflege so breit durchsetzen. In vielen Jahren wurden unzählige Instrumente und Systeme zum Messen und zur Entwicklung von Qualität entwickelt, verordnet, eingeführt und angewandt. Doch leben wir deshalb heute in einer wunderbaren Pflegewelt, in der alles stimmt? Qualitätsmanagement ist zu einer modernen heiligen Kuh geworden. Dabei hat deren Vergötterung durchaus Schattenseiten, die jeder kennt, über die aber nicht so gerne gesprochen wird. Die Expertin Anneli Dörfler hat es folgendermaßen beschrieben: Viele Einrichtungen klagen über enormen Aufwand und eine überbordende Bürokratie. Die externen Anforderungen an die Pflegeeinrichtungen werden immer größer. Pflegeexperten und Wissenschaftler entwickeln immer anspruchsvollere Instrumente, ohne zu berücksichtigen, ob und wie diese überhaupt umgesetzt werden können. Die Bürokratie ufert aus. Viele Einrichtungen stehen unter permanentem Umsetzungsdruck, dem sie aber gar nicht gerecht werden können. „Alle Aufmerksamkeit fließt ins Qualitätsmanagement. Die Mitarbeiterinnen und Mitarbeiter fühlen sich nicht gesehen und ihre Arbeit nicht wertgeschätzt. Fehlende Wertschätzung führt zu Freudlosigkeit, innerer Kündigung und schlechter Arbeitsqualität." (77) Ihr Wunsch an die Einrichtungen, den man meines Erachtens auch an die Politik richten müsste, ist daher: „Es ist Zeit, die Bremse zu ziehen und die heilige Kuh Qualitätsmanagement zu schlachten. Qualitätsmanagement ist ein Instrument, eine Methode – nicht mehr. Sie kann Inhalte nicht ersetzen." (78) Trotz mancher Diskussion, beispielsweise um Maßnahmen der Entbürokratisierung: Das Gefühl, dass kräftig auf die Bremse getreten wird, mag sich nicht so recht einstellen.

Die heilige Kuh Qualitätsmanagement muss ihr Dasein auf der Pflegewiese zumindest nicht allein fristen. Ihr bester Kumpel sind die Pflegenoten. Ergebnisse von Qualitätsprüfungen des Medizinischen Dienstes der Krankenversicherung (MDK) werden hier zu Pflegenoten für die einzelne Einrichtung zusammengefasst. So wie in der Schule: Eins ist sehr gut, fünf ist mangelhaft. Eine gute Sache, könnte man auf den ersten Blick denken. Da die Noten veröffentlicht werden und in jeder Einrichtung gut sichtbar aushängen müssen, müsste es für sogenannte Pflegeheimkunden ein Leichtes sein, die Spreu vom Weizen zu trennen und einen wirklich guten Heimplatz für sich oder seine Angehörigen zu finden. Doch die fachliche Kritik an den Pflegenoten ist seit ihrer Einführung gewaltig. Durch sie sei einmal mehr ein aufwändiges bürokratisches Verfahren geschaffen worden, das überhaupt nicht in der Lage sei, das zu zeigen, was es abzubilden vorgebe. Leider hat sich das in der Praxis umfangreich bestätigt. In einem Beitrag in der Zeit heißt es dazu: „Der MDK überprüft nur das, was aufgeschrieben wird, nicht das, was in den Heimen tatsächlich vor sich geht." (79) Dass die Pflegenoten Unfug sind und keinerlei Auskunft darüber geben, ob ein Heim gut oder schlecht ist, weiß eigentlich jeder. „Sogar die Verantwortlichen beim MDK, bei den Heimbetreibern, Versicherungen und Politiker geben zu, dass das System nicht funktioniert." (80) Warum wird es dann aber nicht abgeschafft oder zumindest, wie im „Moratorium Pflegenoten" (81) gefordert, erst einmal ausgesetzt? Weil es bestimmten Interessen durchaus entgegenkommt.

So manchem Politiker wird es nicht ungelegen kommen, wenn er in seinem Wahlkreis von der gestiegenen Qualität der Pflege älterer Menschen berichten und dabei die Pflegenoten als vermeintlichen Beweis anführen kann. Der Notendurchschnitt aller Pflegeheime in Deutschland beträgt 1,3, in Baden-Württemberg gar 1,1. Und auch die ambulanten Pflegedienste können sich im Südwesten mit ihrem Schnitt von 1,2 gut sehen lassen (82). Kein einziges der mehr als 11.000 Heime in Deutschland ist übrigens mit mangelhaft bewertet worden (83). Also eine heile Welt!

Die Pflegeversicherung dürfte ebenfalls daran interessiert sein, ein rosigeres Bild der Pflege zu zeichnen, als es der Realität entspricht. Und die Pflegeeinrichtungen und deren Träger? Ich habe Angehörige kennengelernt, die verzweifelt waren, weil ihr Familienmitglied im Heim nie Gelegenheit hatte, einmal draußen spazieren zu gehen, dafür aber trotz des Protestes der Angehörigen ständig mit einem vor ihn gerückten Tisch fixiert wurde. Das Heim hatte die Pflegenote 1,0! Wenn ich Einrichtungen besuche, springen mir gleich im Eingangsbereich die Bestnoten ins Auge. In Kombination mit den vor Sauberkeit blitzenden Gängen in den Wohnbereichen könnte – und soll! – das leicht zu dem Eindruck führen: Hier ist alles in Ordnung, hier bewegen wir uns auf First-Class-Niveau. Wenn ich nach einem langen Tag das Haus verlasse, habe ich aber oftmals erdrückende Langeweile, sich meist selbst überlassene und sich nicht bewegende alte und demenziell veränderte Menschen gesehen. Warum wird das mit einer 1,0, schlimmstenfalls mit einer 1,1 oder 1,2 benotet? Und warum gibt es so gut wie kein Heim, das sich diesem Wahnsinn verweigert?

„Die vermeintliche Eindeutigkeit der Noten steht in einem eklatanten Missverhältnis zu ihrer Aussagekraft", meint Thomas Klie. „Aber gute Noten erfreuen alle, die sie bekommen – egal wie sie zustande gekommen sind. Und da die allermeisten Heime und ambulanten Dienste sehr gute Noten bekommen, haben sie auch nichts (mehr) gegen die Noten – manche wären wahrscheinlich sogar betrübt oder enttäuscht, wenn sie auf die Präsentation ihrer Noten im Internet und im Eingangsbereich des Heimes verzichten müssten." (84) Es gibt nur eine mikroskopisch geringe Zahl von Rebellen, die sich als Heim oder Träger der im Notensystem angelegten Rosstäuscherei verweigern (85).

Es ist etwas faul im Staate „Pflege". Die Zeit sagt auch, was: „Das Gesundheitssystem – und mit ihm das Pflegesystem – verwaltet sich selbst. Die Akteure, also Krankenkassen, Heime und Wohlfahrtsverbände, bestimmen selbst, was sie prüfen und was nicht." (86) Das sei so, zitiert die Zeitung den Geschäftsführer des Medizinischen Dienstes, Peter Pick, „als würde die Industrie der Stiftung Warentest vorschreiben, welche Produkte sie genau testen soll" (87). Das gilt ebenso für weitere Instrumente im Gesundheitswesen, so beispielsweise für das neu geschaffene „Institut für Qualitätssicherung und Transparenz im Gesundheitswesen". Auch hier scheitert die eigentliche Aufgabe regelmäßig an den unterschiedlichen Interessen der Beteiligten. „Trotzdem hat Gröhe [der Bundesgesundheitsminister, d. V.] das neue Institut in die Hände just der Akteure gelegt, die bisher regelmäßig an der Qualitätssicherung scheitern. Im Ausschuss hat eben niemand von Seiten der Verbände wirklich Interesse daran, dass Ergebnisse bekannt werden – so wichtig das für Patienten auch wäre." (88)

Und damit wären wir wieder bei der Politik. Sie schafft die beschriebenen Nebelwelten und sie räumt in weiten Teilen das Gesundheits- und des Pflegesystems den Trägern und Verbänden enormen Einfluss ein. Das ist jedoch ganz und gar nicht zum Nutzen der Pflegebedürftigen oder der Patienten. Die Politik könnte auch anders. Will sie es aber auch?

Von Runden Tischen und Allianzen

Die Politik hat sich auf Bundesebene bereits vor Jahren daran gemacht, die wichtigsten Player zu bestimmten übergreifenden Fragen an einen Tisch zu holen. Ziel war und ist es, gemeinsame Handlungsgrundlagen zu entwickeln. Ein länger zurückliegendes Beispiel ist die „Charta der Rechte hilfe- und pflegebedürftiger Menschen", eines aus jüngerer Zeit die „Allianz für Menschen mit Demenz".

Bereits im Jahr 2005 hat der „Runde Tisch Pflege" die „Charta der Rechte hilfe- und pflegebedürftiger Menschen" (89) entwickelt. Der Runde Tisch wurde vom Bundesministerium für Familie, Senioren, Frauen und Jugend und vom Bundesministerium für Gesundheit einberufen. In ihm arbeiteten Vertreterinnen und Vertreter aus Verbänden, aus Ländern und Kommunen, Praxis und Wissenschaft zusammen. Ziel war es, eine Leitlinie für eine menschenwürdige und respektvolle Pflege und Betreuung zu entwickeln. Diese soll hilfe- und pflegebedürftige Menschen stärken, indem sie ihnen grundlegende Rechte erläutert. Die Charta soll weiterhin eine Leitlinie für diejenigen darstellen, die Menschen pflegen und betreuen.

Ohne Frage ist es positiv zu bewerten, wenn vonseiten der Politik eine solche konsensorientierte Initiative auf den Weg gebracht und ermöglicht wird. Schließlich geht es hier um zentrale Rechte wie das auf Hilfe zur Selbsthilfe, auf körperliche und seelische Unversehrtheit, auf Privatheit und auf Teilhabe an der Gesellschaft. Die Erläuterung dieser Rechte im Text der Charta kann eine Orientierung für Betroffene sein. Kann dergleichen aber tatsächlich die Realität im Pflegebereich verändern?

Dass hilfe- und pflegebedürftigen Menschen trotz der Charta weiterhin tagtäglich Grundrechte vorenthalten werden, ist nach Ansicht der Pflegemissstands-Kritiker Claus Fussek und Gottlob Schober nicht verwunderlich. Die Charta, so ihr Argument, beinhalte letztendlich nur unverbindliche Empfehlungen, auf die man sich schnell einigen könne. Hingegen sei es der Politik und den Pflegefunktionären trotz jahrelanger Debatten nicht gelungen, notwendige Mindeststandards verpflichtend einzuführen (90). Die Betonung liegt auf „verpflichtend". Oder anders ausgedrückt: Eine Charta kann hilfreich sein – aber nur, wenn sie einen ersten Schritt darstellt und ihr verbindliche Regelungen folgen. Ansonsten kann sie schnell dazu beitragen, sich zurückzulehnen und dabei sehr gut zu fühlen – ohne dass sich in der Praxis viel verändert.

Auch bei der „Allianz für Menschen mit Demenz" müssen kritische Nachfragen erlaubt sein. Die Allianz, auf Initiative der Bundesregierung im Rahmen der Demografiestrategie initiiert, hat ebenfalls viele Player im Themenbereich Demenz an einen Tisch gebracht: zwei Bundesministerien, die Bundesärztekammer, die privaten und gemeinnützigen Anbieter aus dem Bereich der Altenhilfe und der Pflege und viele, viele mehr. „Gemeinsam für Menschen mit Demenz", lautet der Titel der Agenda, auf die sich die Allianz geeinigt hat (91). Auch hier sollte meines Erachtens erst einmal Anerkennung für die Ministerien ausgesprochen werden, die diese Allianz initiiert haben. Doch bleibt das meiste ebenfalls im Ungefähren: Zu weiten Teilen werden Aufgaben beschrieben, die ohnehin bereits von den beteiligten Partnern wahrgenommen werden. Oder es werden unverbindliche Absichtserklärungen formuliert. Das klingt so: „Die kommunalen Spitzenverbände setzen sich dafür ein, dass die Kommunen ein demenzfreundliches Klima befördern." (92) Oder: „Die Gestaltungspartner setzen sich zum Ziel, Unterstützung und Hilfe für pflegende Angehörige weiter zu verbessern." (93) Alles richtig, aber: Konsequenzen müssen daraus nicht unbedingt erwachsen. Es geht nicht um das Schlechtreden politischer Initiativen. Aber bei manchem Redebeitrag von Vertretern aus Politik, Verwaltung und Verbandsarbeit drängt sich der Verdacht auf, dass auch die Allianz und ihr Konsenspapier als gute Vorlage zur Beruhigung des Gewissens, für Selbstlob und zur Vernebelung von Interessensgegensätzen dienen könnten.

Politik in Feldherrenmanier

Wer kann sich noch erinnern, wie in den siebziger und den achtziger Jahren Politiker wie Ronald Reagan vor die Mikrofone traten, um dem „Feind der Menschheit", der sogenannten Alzheimerkrankheit, den Krieg zu erklären? Der Demenzexperte Peter Whitehouse hat anschaulich beschrieben, wie seinerzeit Angst mobilisiert und Schreckgespenster an die Wand gemalt wurden (94). Das Interesse war klar: Es sollten riesige Summen für die Forschung, vornehmlich für die Pharmaforschung, organisiert werden. Die Politik übernahm die Führung und versuchte den Weg dafür freizuschaufeln. Die martialischen Kriegserklärungen waren dabei stets mit eindeutigen Aussagen verbunden: Binnen weniger Jahre, so das Versprechen, werde man den Feind besiegen und die Menschheit von der Geißel Alzheimer befreit haben. Rückblickend muss festgestellt werden, dass die selbsternannten politischen Feldherren den von ihnen ausgerufenen Krieg mit Pauken und Trompeten verloren haben. Und parallel zu der daraus resultierenden Ernüchterung konnte man beobachten, dass diese Art, sich des Phänomens Demenz anzunehmen, in der Politik an Boden verlor.

Nicht ganz, muss man allerdings sagen. Am 11. Dezember 2013 durften wir Zeuge eines Rückfalls in die Feldherrenstrategie werden. An diesem Tag hatte der britische Premier David Cameron die Gesundheitsminister der G-8-Staaten zu einer Konferenz nach London gerufen, um fortan gemeinsam gegen Demenz und Alzheimer vorzugehen. Wieder wurde eine Jahreszahl genannt, bis zu der das Problem gelöst werden soll, und wieder wurde als Königsweg die Ausweitung der einschlägigen Forschung propagiert. So verpflichteten sich die Teilnehmer dieses Gipfels, darunter der damalige deutsche Gesundheitsminister Daniel Bahr, „danach zu streben, bis zum Jahre 2025 ein Heilmittel oder eine krankheitsmodifizierende Therapie für Demenz zu finden und die finanzielle Förderung der Demenzforschung gemeinsam beträchtlich aufzustocken, um dieses Ziel zu erreichen" (95). Was den einen zum hundertsten Mal als hoffnungsvoller Auftakt für eine Erfolg versprechende Strategie galt, wurde von anderen kritischer gesehen. „Für viele Betroffene ist dieser Mittwoch jedoch vor allem ein Tag, an dem die Erkrankung erneut mit einem Stigma belegt wurde", meint beispielsweise die *Spiegel*-Autorin Astrid Viciano. Und fuhr fort: „‚Die Demenz ist die Pest-Erkrankung des 21. Jahrhunderts‘, hatte der britische Premierminister David Cameron vor Auftakt des G-8-Demenzgipfels verkündet. Und übersah offensichtlich den fatalen Nebensinn seiner Äußerung: Im Mittelalter wurde nämlich gesunden Menschen empfohlen, einen großen Bogen um die Häuser pestkranker Zeitgenossen zu schlagen." (96) Die martialische Rhetorik von Cameron und Co. sollte nicht ohne Folgen bleiben: An den Tagen nach der Konferenz waberten durch die Medien (nicht nur) im deutschsprachigen Raum wieder die sattsam bekannten Bilder von der Pest, der Geißel und dem Schrecken der Demenz. Es bleibt zu hoffen, dass solch ein rückwärtsgewandter und verantwortungsloser Umgang von Politikern mit dem Thema Demenz wie in London nicht wieder Schule machen wird.

Politik beginnt in der Kommune

Nun spielt sich Politik nicht nur auf der Ebene internationaler Gipfel oder nationaler Gesetzgebung und Initiativen ab. Wäre es nicht für die politisch Verantwortlichen auf Bundesebene sinnvoll, mehr Fantasie und Ressourcen dorthin zu lenken, wo sich das Leben abspielt und Rahmenbedingungen nah am Menschen gestaltet werden können? Also dorthin, wo die Menschen leben, in der Stadt, auf dem Dorf, in der Gemeinde. Denn nur hier können Menschen mit kognitiven Veränderungen akzeptiert – oder abgelehnt werden. Nur hier können sie in das Leben der Gemeinschaft integriert – oder von ihm ausgeschlossen werden. Und konkret hier werden sich ihre Familienmitglieder in einer sorgenden Gemeinschaft aufgehoben – oder von einer desinteressierten Umwelt alleingelassen fühlen. Die Kommunalpolitik ist und bleibt daher ein Knotenpunkt für den Umgang unserer Gesellschaft mit dem Thema Demenz.

Und was geschieht an diesem Knotenpunkt? Wie immer Unterschiedliches. Viele Kommunen haben bisher nicht die Brisanz erkannt, die sich aus dem Alterungsprozess der Gesellschaft ergibt. Bei ihnen stehen andere Fragen im Vordergrund: Wie kann unsere Gemeinde hip und attraktiv für Jüngere, für Familien oder für Studenten sein? Gute Fragen zwar, aber keine, über die man die Frage nach dem Umgang mit Alter und auch Demenz vergessen dürfte. Andere haben erkannt, dass sie heute handeln müssen, um nicht morgen Opfer des demografischen Wandels zu werden. Es gab in den vergangenen Jahren politische Initiativen unterschiedlicher Art, die die Kommune in den Fokus stellten. Das Programm der demenzfreundlichen Kommunen von Aktion Demenz und Robert Bosch Stiftung (97) zählt ebenso dazu wie das Förderprogramm „Lokale Allianzen für Menschen mit Demenz" des Bundesfamilienministeriums (98). In vielen Kommunen bedurfte es gar nicht erst solcher Programme, um sich dem Thema Demenz zuzuwenden. Es wird viel über Quartierspolitik und Sozialraumorientierung gesprochen. In Nordrhein-Westfalen hat die Landesregierung sogar die Unterstützung von Quartiersarbeit mit einem Förderprogramm bedacht (99). Doch reicht das alles aus? Vermutlich machen wir uns etwas vor, wenn wir das glauben.

Zwei Fragen werden meines Erachtens zukünftig zentral sein: Wie können die Kommunen in ihrer Gestaltungsmacht gestärkt werden? Und: Werden sich zukünftig immer mehr Bürgerinnen und Bürger aktiv in die Gestaltung ihres Gemeinwesens einbringen?

Kommunen, das zeigen viele Beispiele, sind trotz Pflegeversicherung und anderen marktorientierten Rahmenbedingungen nicht so machtlos, wie sie selbst manchmal vorgeben. Dennoch besteht eine enorme Kluft zwischen der Erkenntnis, dass sie eine zentrale Rolle für die Gestaltung der Zukunft spielen, und ihren realen Gestaltungsspielräumen. In den Niederlanden und einigen skandinavischen Ländern sind es die Kommunen, die *tatsächlich* über große Kompetenzen im Bereich der Altenhilfe verfügen. Mit gutem Erfolg, wie ich meine. In Deutschland gehört es zum guten Ton, die besondere Rolle der Kommunen zu beschwören. Doch spiegelt sich das nicht in ihrer realen Macht wider. Noch so schöne Initiativen und Förderprogramme können aber nicht darüber hinwegtäuschen, dass wir uns entscheiden müssen: Wollen wir zukünftig wirklich starke Kommunen? Oder soll es dabei bleiben, dass wesentliche Fragen der Lebensgestaltung – dazu zählt das Leben im Alter – überwiegend von übergeordneten Instanzen, dem Bund oder den Pflegekassen, geregelt werden?

Unter einer Kommune versteht man normalerweise eine politische Verwaltungseinheit. Ich möchte sie an dieser Stelle auch als Synonym für ein Gemeinwesen begreifen, das die Organisationsformen des menschlichen Zusammenlebens in allgemeiner, öffentlicher Gemeinschaft beinhaltet. Folgt man dieser Definition, rücken neben der Kommunalpolitik vor allem die Bürgerinnen und Bürger selbst in den Mittelpunkt des Interesses. Denn ein Gemeinwesen lebt davon, dass diese sich für es engagieren. Die Verantwortung für die Frage, wie es sich im Alter und bei Demenz vor Ort gut leben lässt, kann nicht einfach an die Politik delegiert werden. Wen geht diese Frage am direktesten an? Wen betrifft sie existenziell? Die Bürgerinnen und Bürger! Wer Untersuchungen zum Stellenwert des bürgerschaftlichen Engagements in Deutschland liest, weiß, dass dieses recht stark ausgeprägt ist (100). Doch wenn man nur das Engagement zur Frage: „Wie wollen wir im Alter leben?" betrachtet, wird deutlich, dass in diesem Bereich großer Nachholbedarf besteht. Dabei ist diese Frage in der älter werdenden Gesellschaft ganz zentral! Gute, sogar sehr gute Praxisbeispiele gibt es eine ganze Reihe. Warum werden diese nicht viel stärker aufgegriffen, kopiert und übernommen?

Es ist richtig, die Politik aufzufordern, geeignete Rahmenbedingungen für Bürgerengagement zu schaffen. Doch wenn sich zukünftig nicht viel mehr Bürgerinnen und Bürger aus eigenem Antrieb in die Gestaltung des sozialen Lebens in ihrem Gemeinwesen einmischen, bleibt eine solche Forderung unehrlich. Ein vernünftiges Leben im Alter und mit kognitiven Veränderungen wird sich zukünftig garantiert nicht sichern lassen, wenn wir diese Aufgabe stets nur der Politik und den Versorgungssystemen zuweisen. Also: Nicht nur politische Programme zur Förderung von Nachbarschaftshilfe und Quartiersarbeit fordern, sondern selbst auch die Initiative ergreifen!

Die Alternative – Was ist zu tun?

1. Das Thema erweitern

Noch vor wenigen Jahrzehnten war Demenz kein Thema für die breite Öffentlichkeit. Dem Engagement Tausender ist es gelungen, das zu ändern. Nun gilt es, den nächsten Schritt zu gehen: das, was man heute noch Demenz nennt, wieder in das übergreifende Thema Älterwerden zu integrieren. Die Frage: „Wie wollen wir mit Demenz umgehen?", muss dann heißen: „Wie wollen wir im Alter leben?" Kognitive Veränderungen werden in dieser Frage selbstverständlich mitgedacht. Denn Alzheimer, Demenz, Gehirnalterung – wie immer man es nennen möchte – ist eine mögliche Variante, sein Alter zu erleben. Auf diese Variante müssen sich alle Bürgerinnen und Bürger, muss sich die Gesellschaft vorausschauend einstellen – ebenso wie auf andere Varianten.

Die thematische Hervorhebung des Phänomens kognitiver Beeinträchtigungen war viele Jahre lang notwendig. Nun beginnt sie kontraproduktiv zu werden. Sie lässt viele Menschen außen vor und erlaubt es ihnen, sich vor der Herausforderung Demenz zu drücken. Man setzt sich nicht damit auseinander, belässt es bei der Hoffnung, dass es einen nicht selbst treffen möge – und tut daher auch nichts. Der Prozess der Gehirnalterung betrifft aber alle Menschen. Wir brauchen nicht immer nur mehr demenzspezifische Angebote, wir benötigen vor allem Mitwirkungsmöglichkeiten für viele Menschen, darunter auch solche mit kognitiver Veränderung. Der Blick auf das Thema muss sich von der Fixierung auf sogenannte Schwerdemenz lösen und stärker auf das gesamte Spektrum der Gehirnalterung ausweiten. Sogenannte Menschen mit Frühdemenz können zukünftig eine zentrale Rolle bei der Entwicklung von Möglichkeiten der Selbstartikulation, der Selbsthilfe und der Partizipation spielen. Und bei der Veränderung von Bildern in den Köpfen der Menschen.

2. Die Menschen einladen

Demenz und Alzheimer sind nach wie vor angstbesetzte Themen. Angst hindert aber an einer Auseinandersetzung mit der Herausforderung, vor der wir stehen. Wir haben über Jahrzehnte ein Schreckensmonster namens Alzheimer aufgebaut, das uns nun beherrscht. Wenn wir uns tatsächlich als Gesellschaft des langen Lebens zukunftsfit machen wollen, müssen wir das selbstgeschaffene Monstrum auch selbst erlegen. Wenn wir Menschen zur Auseinandersetzung einladen möchten, dürfen wir sie nicht durch vergiftete Begriffe und Sprache abschrecken. Wir müssen unsere Sprache über das Altern – auch über das Altern von Gehirnfunktionen – verändern. Sonst werden wir nichts erreichen.

Wir müssen außerdem die Denkrichtung im Kontext von Demenz verändern. Versorgungsdenken sollte immer stärker der Vergangenheit, Teilhabedenken immer mehr der Zukunft angehören. Teilhabe ist eine Aufgabe aller. Wir sollten nicht warten, bis das auch der Letzte in unserem Land erkannt hat, sondern auf alle gesellschaftlichen Akteure zugehen und ihnen die Frage stellen: Was ist euer Beitrag zur Teilhabe älterer und kognitiv veränderter Bürgerinnen und Bürger? Diese Frage bleibt nicht auf die Demenzszene beschränkt. Sie geht an die Sportvereine und Kirchengemeinden, an die Gastronomen und Kultureinrichtungen, an die lokalen politischen Gremien und viele andere. Es sind nicht länger vor allem die Profis und die Wissenschaftler, die genau wissen, was benötigt wird und was getan werden muss. Es sind die Menschen selbst, mit und ohne kognitive Veränderungen.

Gesellschaftliche Diskussion bedarf einer Sprache, die alle verstehen. Wer nicht bereit ist, seine Expertensprache für diese Diskussion zu übersetzen, grenzt sich selbst aus und sollte links liegen gelassen werden.

3. Leben und Handeln in *einer* Welt

Wir leben in *einer* Welt und müssen diese so gestalten, dass alle Bürgerinnen und Bürger in ihr zurechtkommen können. Wer Schutzräume braucht, soll diese erhalten. Doch darf es nicht gestattet sein, für spezielle Gruppen der Bevölkerung Parallelwelten zu schaffen, in denen sie ausschließlich oder vorwiegend ihr Leben verbringen. Immer mehr Spezialangebote und -räume zu schaffen, führt zu Trennung und Entfremdung, nicht zu Inklusion und Miteinander. Wir müssen auch hier die Denkrichtung wechseln. Die Frage lautet dann zuerst: Was kann im Bereich Wohnen, Freizeit, Kultur und mehr *inklusiv* gestaltet werden? Erst danach darf über spezielle Angebote nachgedacht werden. Die Welt, um die es geht, darf nicht länger eine Welt großinstitutioneller Versorgung sein, die kein Mensch für sich selbst will. Es ist an der Zeit, den Wunsch fast aller Bürgerinnen und Bürger nach einem Leben in vertrauter, nicht separierter und normaler Umgebung zur Handlungsschnur für das kommunal- und sozialpolitische Handeln zu machen. Das ist er bisher oft nur in Sonntagsreden.

Und es ist allerhöchste Zeit, sich gegen die schnell voranschreitende Pathologisierung des Alltags und von immer mehr Menschen zur Wehr zu setzen. Eine durchpathologisierte Welt ist keine lebenswerte Welt.

4. Ehrlichkeit und Fantasie an die Macht!

Wir dürfen stolz sein, was wir in vielen Jahren erreicht haben. Davon profitieren viele tausend Menschen, die mit kognitiven Veränderungen leben müssen. Wir sollten aber nicht dabei stehen bleiben, uns im Erfolg zu sonnen und die problematischen und oft gravierenden Fehlentwicklungen hinter einer Nebelwand zu verbergen. Floskeln, Rituale und lieb gewonnene Routinen gehören ebenso wie scheinbare Gewissheiten auf den Prüfstand. Sonst kann es keine positive Weiterentwicklung geben. Wir brauchen eine große Portion an Kreativität und Fantasie, um neue Wege beschreiten zu können. Wir verfügen über beides. Wir müssen nur den Mut finden, alte Zöpfe abzuschneiden und uns auf eine neue Frisur einzulassen – auch wenn nicht gleich klar ist, wie diese ausschauen wird. Dieser Appell richtet sich an alle, auch an die Politik. Hier sollte das über Jahrzehnte entstandene System der Sozial-und Gesundheitsversorgung (nicht nur) im Bereich Demenz einer radikalen und unvoreingenommenen Prüfung unterzogen werden. Wir brauchen einen großen Think Tank, eine Denkfabrik, die bei einer fiktiven Stunde null zu überlegen beginnen darf und völlig respektlos vorgehen kann. Die naturgemäßen Blockierer und Bremser – Träger, Lobbyverbände, Anbieter – hätten darin nichts zu suchen. Zurzeit spricht nichts dafür, dass irgendeine politische Kraft in Deutschland sich diesen Vorschlag zu eigen machen würde. Doch jede Reise beginnt mit dem ersten Schritt. Und der kann sein, dass man erst einmal eine Utopie formuliert.

5. Sie können etwas tun!

Vielerorts ist man schon längst auf dem Weg. Längst gibt es viele Beispiele, die Mut machen und Impulse geben können. Doch oft sind sie nur wenigen Menschen bekannt und deshalb in ihrer Wirkung beschränkt. Helfen Sie mit, das zu ändern!

- Haben Sie Erfahrungen mit Sprache und Begriffen gemacht, die dazu führen, dass Menschen mit kognitiven Beeinträchtigungen abgeschreckt werden? Oder dass sich Menschen erst gar nicht mit dem Thema Gehirnalterung auseinandersetzen möchten? Dass Angebote nicht wahrgenommen werden? Haben Sie vielleicht Sprache und Begriffe in ihrem Wirkungsbereich aus diesem Grund verändert? Und welche Erfahrungen haben Sie damit gemacht?

- Kennen Sie gelungene Beispiele für inklusive Aktivitäten, bei denen Menschen mit demenzieller Veränderung gemeinsam mit anderen etwas tun oder erleben? In welchem Bereich (Wohnen, Sport, Freizeit usw.)? Wie reagieren die anderen Menschen darauf? Kommt es zu Lernen und Akzeptanz?
- Wo gibt es Sportvereine, Kirchengemeinden, Tanzclubs, Skatrunden, Gartengemeinschaften und mehr, bei denen ohne großes Aufheben Menschen mit kognitiver Problematik integriert werden (oder bleiben)? Oder bei denen dergleichen bewusst thematisiert und umzusetzen versucht wurde?
- Wo haben sich Selbsthilfegruppen von Menschen mit Demenz gebildet? Welche Erfahrungen werden dort gemacht?
- Wo ist es gelungen, Menschen mit kognitiven Veränderungen in Planungsprozesse, Diskussionen und Projekte einzubeziehen? Wie ist man dabei vorgegangen? Was hat sich bewährt, was nicht?
- Wo gibt es Erfahrungen mit Demenzdiagnosen, die sich als falsch herausgestellt haben?
- Welche Beispiele, Aktivitäten, Erfahrungen und Erlebnisse zu den im Buch angesprochenen Aspekten würden Sie darüber hinaus gerne mitteilen und weitergeben?

Bitte lassen Sie mich an Ihren Erfahrungen teilhaben und senden Sie mir einfach eine E-Mail *(p.wissmann@demenz-support.de)*. Bitte schicken Sie mir aber nur solche Informationen, die zur Weiterverwendung gedacht sind. Denn darum geht es ja: Wissen und Erfahrungen weiterzugeben. Vielleicht sogar in Form eines weiteren Buchs, eines Praxis-Anstifter-Buchs? Ich freue mich auf Ihr Feedback!

Quellen

(1) Video: Even niets doen in de treincoupé. Kunstwerk voor
     dementerenden. De Bieslandhof in Delft, 2008.
     https://www.youtube.com/watch?v=0czQPz8dhGQ

(2) Video: Een strandkamer voor dementerende bewoners.
     NPO gezond, 2011. *http://www.gezond24.nl/tv-uitzending/
     g24_iv_6961/Een-strandkamer-voor-dementerende-bewoners*

(3) Christoph Held: Was ist „gute" Demenzpflege. Demenz als
     dissoziatives Erleben – Ein Praxishandbuch für Pflegen-
     de. Bern 2013. / Christoph Held: „Schein-Welten" in der
     Demenzpflege und dissoziatives Erleben von Menschen mit
     Demenz. Vortrag bei der Tagung Wahrheit, Wahrhaftigkeit,
     Virtualität, Täuschung am 24.4.2014. *http://www.careum-
     weiterbildung.ch/angebot/pdf/tagung_2014-04-24_held.pdf*

(4) Christoph Held: Demenzkranke nicht täuschen. In: NZZ,
     29.6.2012. *http://www.nzz.ch/aktuell/zuerich/uebersicht/
     demenz-krankheit-zuerich-1.17298672*

(5) ebd.

(6) I. van Steenwinkel, C. van Audenhove, A. Heylighen: Mary's
     Little Worlds. Changing Person-Space Relationships When
     Living With Dementia. In: Qualitative Health Research
     24(8), 2014, S. 1023–1032.

(7) Beate Radzey: Lebenswelten statt stationärer Scheinwelten
     für Menschen mit Demenz. Fachliche Positionierung für
     qualitätsgeleitete Wohn- und Versorgungskonzepte. Vortrag
     auf dem 20. DVLAB Bundeskongress, Berlin am 20.11.2014.

(8) Projekt „Buiten komt voorbij".
     http://www.buitenkomtvoorbij.nl/#!Introductie

(9) Begleitete Radfahrten Wolfgang und Anna Appelbaum.
     http://www.begleitete-radfahrten.de/

(10) Demenz Support Stuttgart gGmbH: Was geht! Sport, Bewe-
     gung und Demenz. *http://www.sport-bewegung-demenz.de/*

projekt_was_geht/wege/Radfahren

(11) Übereinkommen über die Rechte von Menschen mit Behinderungen / Convention on the Rights of Persons with Disabilities (CRPD) vom 13. 12. 2006. Resolution 61/106 der Generalversammlung der UNO. In Kraft getreten am 3. 5. 2008. *http://www.institut-fuer-menschenrechte.de/?id=467*

(12) Vgl. beispielsweise: Alzheimer's Society: My name is not dementia. People with dementia discuss quality of life indicators. London 2010. *http://www.alzheimers.org.uk/site/scripts/download_info.php?downloadID=418* / Demenz Support Stuttgart gGmbH: Ich spreche für mich selbst. Menschen mit Demenz melden sich zu Wort. Frankfurt am Main 2010.

(13) Deutscher Behindertenrat: Umsetzung der UN-Behindertenrechtskonvention (UN-BRK) in Deutschland nach wie vor mangelhaft! Pressemitteilung vom 13. 3. 2013. *http://www.deutscher-behindertenrat.de/ID127504*

(14) Thomas Klie: Menschen mit Demenz nicht zu Pflegefällen machen! Die Behindertenrechtskonvention in ihrer Bedeutung für das Thema Demenz. In: demenz.DAS MAGAZIN, 3/2009, S. 35.

(15) Deutschlands erstes „Stadtquartier für Menschen mit Demenz" setzt auf ambulante Versorgung, CareTrialog, *https://www.caretrialog.de/*, 22. 6. 2012 .

(16) Wikipedia: Therapie, Zugriff: 5. 11. 2014, *http://de.wikipedia.org/wiki/Therapie*

(17) Demenz Support Stuttgart gGmbH: Was geht! Sport, Bewegung und Demenz. *www.sport-bewegung-demenz.de*

(18) Schwäbischer Albverein: Lust am Wandern – trotz Handicap. *http://wandern.albverein.net/lust-am-wandern/*

(19) Aktion Demenz e. V. – gemeinsam für ein besseres Leben mit Demenz. *http://www.aktion-demenz.de/*

(20) Klaus Dörner: Leben und sterben, wo ich hingehöre, Neumünster 2007. Hier insbesondere das Kapitel „Bürgerhelfer-

Perspektive: Nachbarschaft und die anderen sozialisations-
stiftenden Institutionen", S. 80 ff.

(21)   Demenz Support Stuttgart gGmbH: Stimmig! Menschen mit
       Demenz bringen sich ein. Veranstaltung am 28./29. 1. 2010
       in Stuttgart. *http://www.demenz-support.de/stimmig*

(22)   Christian Zimmermann, Peter Wißmann: Auf dem Weg mit
       Alzheimer. Wie sich mit einer Demenz leben lässt. Frank-
       furt am Main, 2. Auflage 2014.

(23)   Vgl. hierzu: Thema „Aktiv sein – passiv sein", in: demenz.
       DAS MAGAZIN, 11/2011.

(24)   Landesinitiative Demenz-Service Nordrhein-Westfalen:
       Erstes Netzwerktreffen für die kulturelle Teilhabe,
       20. 1. 2015. *http://www.demenz-service-nrw.de/nachricht/
       items/Lokale_Allianzen_in_Duisburg.html* / Lehmbruck
       Museum: Angebote für Menschen mit Handicap, 2015.
       http://www.lehmbruckmuseum.de/?page_id=991

(25)   demenz.DAS MAGAZIN, herausgegeben von Peter Wiß-
       mann und Michael Ganß. *www.demenz-magazin.de*

(26)   Gerontopsychiatrisches Zentrum – Psychiatrische Univer-
       sitätsklinik der Charité im St. Hedwig-Krankenhaus: Lokale
       Allianz für Menschen mit Demenz in Berlin Mitte.
       https://www.lokale-allianzen.de/lokale-allianzen/projekt/30/

(27)   Dazu gehören der Beraterkreis von Demenz Support Stutt-
       gart *(http://www.demenz-support.de/portraet/beraterkreis)*,
       das Papier „STARTPUNKT: Unterstützte Selbsthilfe von
       Menschen mit Demenz" *(http://www.demenz-support.de/
       vielstimmig/unterstuetzte_selbsthilfe/Der_Startpunkt)* sowie
       das Herausgeberkonzept von demenz.DAS MAGAZIN
       *(http://www.demenz-magazin.de/konzept-herausgeber/konz-
       ept/)*.

(28)   Vgl.: Demenz Support Stuttgart gGmbH: Ich spreche für
       mich selbst. Menschen mit Demenz melden sich zu Wort.
       Frankfurt am Main 2010.

(29) Wikipedia: Patient, Zugriff: 20. 3. 2015,
http://de.wikipedia.org/wiki/Patient

(30) Elisabeth Stechl: Den Begriff Alzheimer entschärfen. In:
demenz.DAS MAGAZIN, 17/2013, S. 35. / Elisabeth Stechl:
Demenz im Frühstadium. Subjektive Wahrnehmung und
Bewältigung der Demenz im Frühstadium. Eine qualitative
Interviewstudie mit Betroffenen und ihren Angehörigen.
Berlin 2006.

(31) Alzheimer Gesellschaft München, in: demenz.DAS MAGA-
ZIN, 20/2014, S. 20–21.

(32) Vgl.: Michael Ganß: Sprachschwellen sind Hemmschwellen.
In: demenz.DAS MAGAZIN, 20/2014, S. 17–19.

(33) Christian Zimmermann, Peter Wißmann: Auf dem Weg
mit Alzheimer. Wie sich mit einer Demenz leben lässt.
Frankfurt am Main, 2. Auflage 2014. / Helga Rohra: Aus
dem Schatten treten. Warum ich mich für unsere Rechte als
Demenzbetroffene einsetze. Frankfurt am Main, 3. Auflage
2012. / Demenz Support Stuttgart (Hrsg.): Ich spreche für
mich selbst. Menschen mit Demenz melden sich zu Wort.
Frankfurt am Main 2010.

(34) Katrin Blawat: Das Scheitern der Alzheimerforschung. In:
Süddeutsche Zeitung Wissen, 21. 7. 2011, S. 16.

(35) Michael Ganß: Einmal Demenz und zurück. Interview mit
Herma Kreuz. In: demenz.DAS MAGAZIN, 12/2012, S. 6.

(36) Peter J. Whitehouse, Daniel George: Mythos Alzheimer. Was
Sie immer schon über Alzheimer wissen wollten, Ihnen aber
nicht gesagt wurde. Bern 2009, S. 34.

(37) Vgl. beispielsweise: Johannes Pantel: Geistig fit in jedem Alter. Wie man mit der Aktiva-Methode Demenz vorbeugen
kann. Weinheim 2009.

(38) Cornelia Stolze: Vergiss Alzheimer! Die Wahrheit über eine
Krankheit, die keine ist. Köln 2011.

(39) Friedrich Leidinger: Der alt werdende Mensch zwischen

Autonomie, Krankheit und Behinderung. Schriftenreihe von Alzheimer Ethik e.V., o. J.

(40) Allen Frances: Normal. Gegen die Inflation psychiatrischer Diagnosen. Köln 2013, S. 17.

(41) Allen Frances, a. a. O., S. 14.

(42) Jörg Blech: Wahnsinn wird normal. In: Spiegel, 4/2013, S. 113. *http://www.spiegel.de/spiegel/print/d-90638343.html*

(43) Allen Frances, a. a. O., S. 211.

(44) Klaus Dörner et al: „Sind wir denn alle verrückt?". In: demenz.DAS MAGAZIN, 17/2013, S. 28–29.

(45) Allen Frances, a. a. O., S. 13–14.

(46) Jörg Blech, a. a. O., S. 118.

(47) Manfred Schulze: ADHS – eine erfundene Krankheit. In: Erziehungskunst, Oktober 2014, S. 56.

(48) Manfred Schulze, a. a. O., S. 57.

(49) Thomas Müller: Neue Diagnosekriterien bei Alzheimer. In: Ärzte Zeitung, 5. 12. 2011. *http://www.aerztezeitung. de/medizin/krankheiten/demenz/article/681708/neue-diag-nosekriterien-alzheimer.html?sh=1&h=-514032652*

(50) Cornelia Stolze, a. a. O., S. 91.

(51) Peter Whitehouse, Daniel George: Wo steht die Forschung? Das Alzheimer Syndrom. In: demenz.DAS MAGAZIN, 21/2014, S. 18.

(52) David G. Le Gouteur, Jenny Doust, Helen Creasey, Carol Brayne: Political drive to screen for pre-dementia: not evidence based and ignores the harms of diagnosis. In: BMJ. 9. 9. 2013.

(53) Nicole Simon: Psychiatrie für alle. Krankheitsbegriff wird erweitert. In: taz, 13. 5. 2011. *http://www.taz.de/!70621/*

(54) Jörg Blech, a. a. O., S. 113.

(55) Jörg Blech, a. a. O., S. 115.

(56) Jörg Blech, a. a. O., S. 114.

(57) Asmus Finzen: Nehmen Vorurteile zu? Eine Bilanz der

Anti-Stigma-Kampagnen. In: Dr. med. Mabuse 207, Jan./
Febr. 2014, S. 44–46.

(58) Petra und Michael Uhlmann: Was bleibt … Menschen mit
Demenz. Frankfurt am Main, 2. Auflage 2007.

(59) Falko Piest, Dieter Haag: Nach der Diagnose – Unterstützung für Menschen mit Demenz. Ergebnisse einer qualita-
tiven Erhebung. Stuttgart, März 2012. *http://www.demenz-
support.de/Repository/Dess_at_work_01_final.pdf*

(60) Claus Fussek, Gottlob Schober: Es ist genug! Auch alte Menschen haben Rechte. München 2013, S. 13.

(61) Tag für Tag ein Skandal. Der Blick hinter die Kulissen. In:
Zeit, *www.w.zeit.de/pflege*, 16. 10. 2014.

(62) Demenz Support Stuttgart gGmbH: Bestandserhebung als
Datenbasis für ein Informationsportal Demenz: Versor-
gungspraxis für Menschen mit Demenz in Pflegeeinrichtungen und Krankenhäusern der Allgemeinversorgung"
– Abschlussbericht. Stuttgart 2012.

(63) Anne Kunze, Marlies Uken: Der Pflege-Aufstand. In: Zeit,
5. 6. 2014, S. 21.
http://www.zeit.de/2014/24/pflegeheime-beurteilung

(64) Lukas Sander: „Heimleiter sieht Menschenrechte in der Pflege verletzt", in: Carekonkret Ausgabe Nr. 37, 12. 9. 2014, S. 7.

(65) *http://www.vdk.de/deutschland/pages/presse/vdk-pressemel-
dung/68500/vdk-verfassungsbeschwerde_fuer_menschen-
wuerdige_pflege_eingereicht*

(66) Wikipedia: Patient, Zugriff: 20.3.15,
http://de.wikipedia.org/wiki/Protest

(67) Zitiert nach: Peter Wißmann: Raus aus dem Jammertal. In:
demenz.DAS MAGAZIN, 17/2013, S. 32.

(68) ebd.

(69) In: CAREkonkret 5/47, S. 5.

(70) *http://www.bagfw.de/ueber-uns/freie-wohlfahrtspflege-
deutschland/*

(71) Rheinisch-Westfälisches Institut für Wirtschaftsforschung:
      Faktenbuch Pflege – Die Bedeutung privater Anbieter im
      Pflegemarkt. Endbericht. Essen 2011.
      *http://www.arbeitgeberverband-pflege.de/downloads/PB_*
      GES_Faktenbuch-Pflege.pdf

(72) Claus Fussek, Gottlob Schober, a. a. O., S. 127 ff.

(73) Anne Kunze, Marlies Uken, a. a. O., S. 21.

(74) Zitiert nach: Peter Wißmann: Raus aus dem Jammertal. In:
      demenz.DAS MAGAZIN, 17/2013, S. 33.

(75) Bausteine. In: demenz.DAS MAGAZIN 17/2013, S. 6–7.

(76) Thomas Klie: Menschen mit Demenz nicht zu Pflegefällen
      machen! Die Behindertenrechtskonvention in ihrer Bedeu-
      tung für das Thema Demenz. In: demenz.DAS MAGAZIN,
      3/2009, S. 35.

(77) Anneli Dörfler: Es ist Zeit, die heilige Kuh Qualitätsmanage-
      ment zu schlachten. In: Sozialwirtschaft 5/2007, S. 27.

(78) Anneli Dörfler, a. a. O., S. 28.

(79) Anne Kunze, Marlies Uken, a. a. O., S. 21.

(80) ebd.

(81) Thomas Klie, Franz J. Stoffer: Moratorium Pflegenoten,
      2011. *http://www.moratorium-pflegenoten.de/*

(82) Heime im Land erhalten gute Noten. In: Stuttgarter Zeitung,
      1. 10. 2014.

(83) Anne Kunze, Marlies Uken, a. a. O., S. 21.

(84) Thomas Klie: BSG: Kritik an Pflegenoten begründet – aber
      kein Rechtsschutz gegen Fortsetzung der Notengebung. In:
      Altenheim Expertenblog Recht, 11. 6. 2013.
      http://www.altenheim.net/Infopool/Expertenblog-Recht/BSG-
      Kritik-an-Pflegenoten-begruendet-aber-kein-Rechtsschutz-
      gegen-Fortsetzung-der-Notengebung

(85) Petra Uhlmann: Pflegenoten? Ohne uns! In: demenz.DAS
      MAGAZIN 17/2013, S. 9–13.

(86) Anne Kunze, Marlies Uken, a. a. O., S. 21.

(87)   Anne Kunze, Marlies Uken, a. a. O., S. 21.

(88)   Bernhard Walker : Ein Institut, das Verbandsinteressen im Wege steht. In: Stuttgarter Zeitung, 25. 10. 14.

(89)   Bundesministerium für Familie, Senioren, Frauen und Jugend: Die Charta der Rechte hilfe- und pflegebedürftiger Menschen. 11. Auflage 2014. *http://www.pflege-charta.de/*

(90)   Claus Fussek, Gottlob Schober, a. a. O., S. 26 ff.

(91)   Bundesministerium für Familie, Senioren, Frauen und Jugend: Allianz für Menschen mit Demenz. *http://www.allianz-fuer-demenz.de*

(92)   *www.allianz-fuer-demenz.de/fileadmin/allianz_fuer_demenz/downloads/141107* Seite 12

(93)   Bundesministerium für Familie, Senioren, Frauen und Jugend (Hrsg.): Gemeinsam für Menschen mit Demenz. Die Handlungsfelder. 2014, Berlin.
Im Web ist diese Broschüre jetzt hier zu finden:
http://www.allianz-fuer-demenz.de/fileadmin/allianz_fuer_demenz/downloads/BF1501_001_Allianz-Nationale_Demenzstrategie_DE_RZ.pdf?PHPSESSID=e515a68e8385b3f1b4987b8c6809f0c3

(94)   Peter J. Whitehouse, Daniel George: Mythos Alzheimer. Was Sie immer schon über Alzheimer wissen wollten, Ihnen aber nicht gesagt wurde. Bern 2009.

(95)   Globales Handeln gegen Demenz. Kommuniqué des G8-Demenzgipfels. Unterzeichnet von den G8-Gesundheits- und Wissenschaftsministern am 11. 12. 2013.
http://www.bundesgesundheitsministerium.de/fileadmin/dateien/Downloads/G/G_8_Demenz-Gipfel_2013/G8_Demenz_Gipfel_Comm_dt_UEbersetzung_20140213.pdf

(96)   Astrid Viciano: G-8-Gipfel: „Demenz ist die Pest des 21. Jahrhunderts". In: Spiegel, 11. 12. 2013. *http://www.spiegel.de/gesundheit/diagnose/g-8-gipfel-zu-demenz-politiker-diskutieren-ueber-alzheimer-und-co-a-938505.html*

(97)   Aktion Demenz e.V., Robert Bosch Stiftung: Förderpro-
        gramm: Menschen mit Demenz in der Kommune.
        http://www.aktion-demenz.de/foerderprogramm.html

(98)   Bundesministerium für Familie, Senioren, Frauen und Ju-
        gend: Lokale Allianzen für Menschen mit Demenz.
        https://www.lokale-allianzen.de/

(99)   Ministerium für Gesundheit, Emanzipation, Pflege und
        Alter des Landes Nordrhein-Westfalen: Masterplan alten-
        gerechte Quartiere.NRW. Strategie- und Handlungskonzept
        zum selbstbestimmten Leben im Alter. 2013.
        *http://www.mgepa.nrw.de/mediapool/pdf/alter/Altengerechte-
        Quartiere.pdf*

(100) Bundesministerium für Familie, Senioren, Frauen und Ju-
        gend: Freiwilliges Engagement in Deutschland 1999–2004.
        Kurzfassung. 2005.
        *http://www.dosb.de/fileadmin/fm-dsb/arbeitsfelder/wiss-ges/
        Dateien/freiwilligen-survey-kurzfassung.pdf*

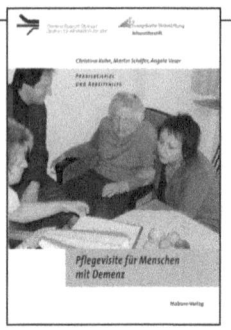
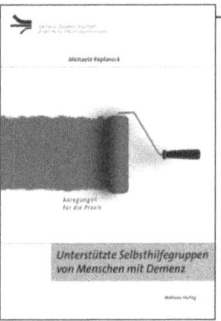
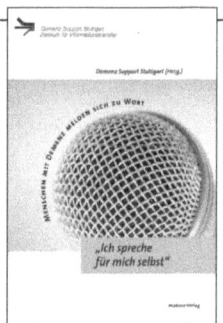
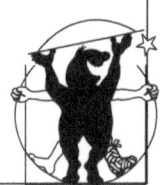

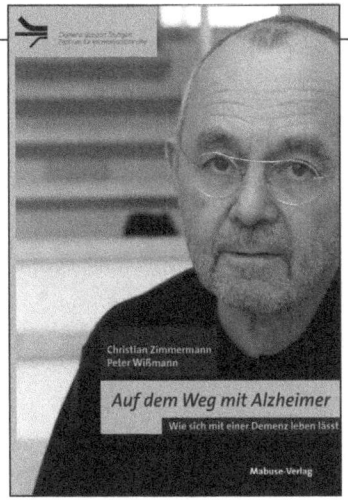

Christian Zimmermann, Peter Wißmann

Auf dem Weg mit Alzheimer

Wie sich mit einer Demenz leben lässt

2. Aufl. 2014, 154 Seiten, 16,90 Euro, ISBN 978-3-940529-90-9
Hörfassung: 73 Min., 16,90 Euro, ISBN 978-3-86321-030-4

„Gibt es ein gutes Leben mit Alzheimer? – Aber ja!"

Christian Zimmermann weiß, wovon er spricht: Er selbst lebt seit einigen Jahren mit der Diagnose.
Gemeinsam mit Peter Wißmann, Geschäftsführer der Demenz Support Stuttgart, gibt er – als erster Demenzbetroffener überhaupt – in diesem Buch seine Erfahrungen weiter.
Aus der Zusammenarbeit zwischen dem Experten aus eigener Betroffenheit und einem Experten von Berufs wegen ist ein einzigartiges Mutmachbuch entstanden. Es wird vielen Menschen dabei helfen, mit Demenz besser zu leben.

Mabuse-Verlag

Postfach 900647 b • 60446 Frankfurt am Main
Tel.: 069 – 70 79 96-16 • Fax: 069 – 70 41 52
info@mabuse-verlag.de • www.mabuse-verlag.de

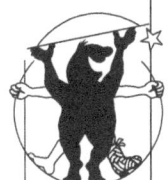

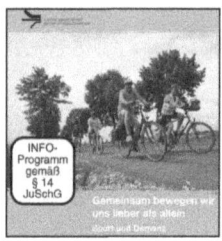
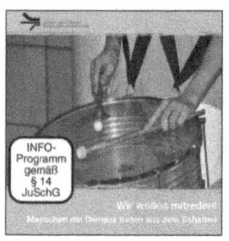
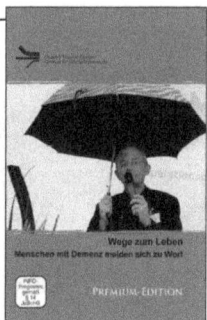
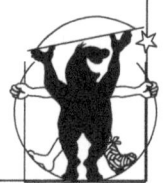

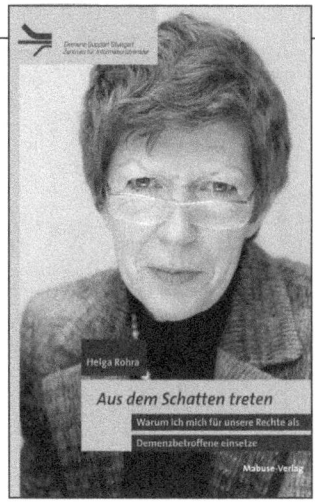

Helga Rohra

Aus dem Schatten treten
Warum ich mich für unsere Rechte
als Demenzbetroffene einsetze.
Mit einem Nachwort von Dr. Elisabeth Stechl
und Prof. Dr. Hans Förstl

3. Aufl. 2012, 133 S., 16,90 Euro, ISBN 978-3-940529-86-2
Hörfassung: 260 Min., 22,90 Euro, I978-3-86321-036-6

Mit 54 Jahren wurde Helga Rohra die Diagnose Lewy-Body-Demenz gestellt. Ein Schicksalsschlag. Heute reist sie unermüdlich zu Kongressen
und Presseterminen, um vor Fachleuten und in der breiten Öffentlichkeit die Sache der Menschen mit Demenz zu vertreten.
Ihr Buch erzählt nicht nur die Geschichte einer unwahrscheinlich willens-
starken Frau. Es macht klar, welche Hürden Menschen mit Demenz in
unserer Gesellschaft überwinden müssen – und welche Potenziale noch
in ihnen stecken.

Mabuse-Verlag
Postfach 900647 b • 60446 Frankfurt am Main
Tel.: 069 – 70 79 96-16 • Fax: 069 – 70 41 52
info@mabuse-verlag.de • www.mabuse-verlag.de

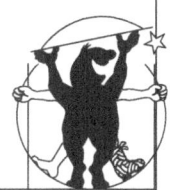

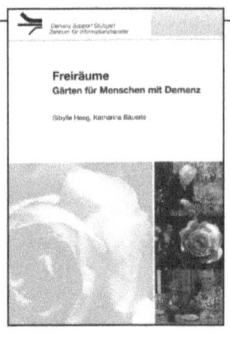
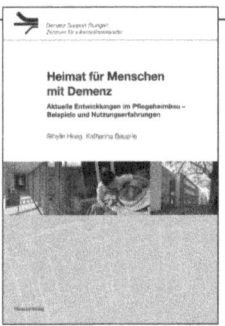
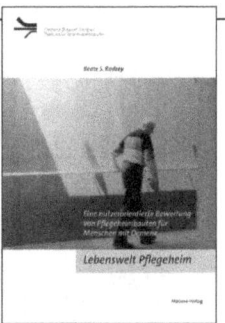
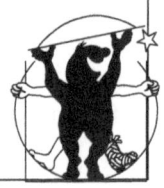

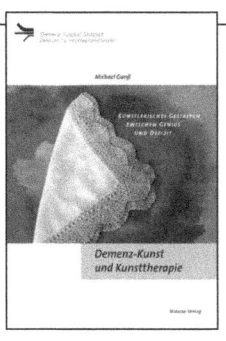
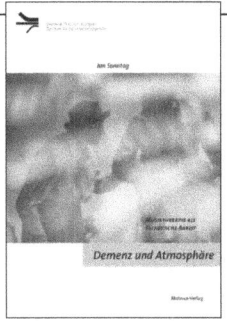
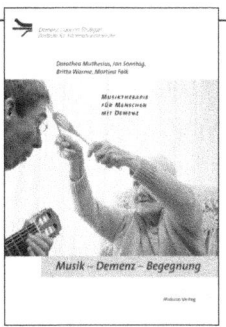
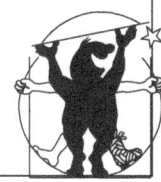

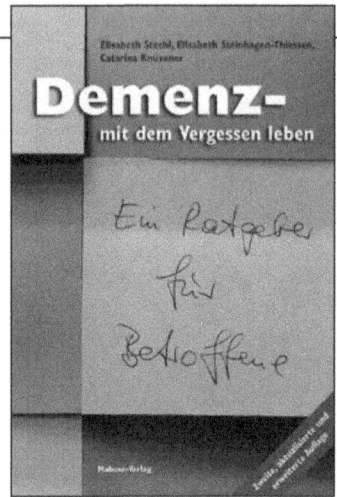
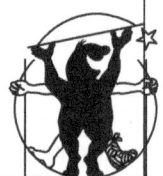

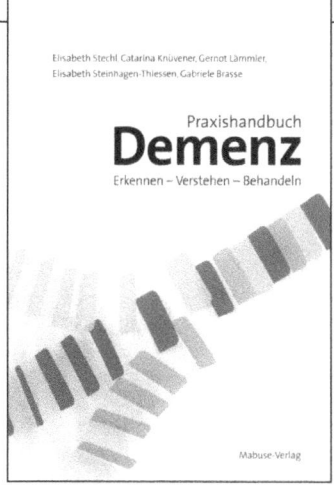

Elisabeth Stechl, Catarina Knüvener, Gernot Lämmler,
Elisabeth Steinhagen-Thiessen, Gabriele Brasse

Praxishandbuch Demenz

Erkennen – Verstehen – Behandeln.
Mit einem Vorwort von Prof. Konrad Beyreuther

336 S., 37,90 Euro, ISBN 978-3-86321-038-0

Im Zentrum dieses Praxishandbuchs steht die Lebensqualität von Patientinnen und Patienten mit Demenz. Die Autorinnen und Autoren verknüpfen jahrelange Praxiserfahrung und neueste wissenschaftliche Erkenntnisse aus dem medizinischen, neurologischen, geriatrischen, pflegerischen und neuropsychologischen Bereich. Eine solide Basis für die tägliche Arbeit, mit einem inspirierend ganzheitlichen Ansatz.

»Ein ausgezeichneter Überblick über die medizinischen, psychologischen und sozialen Aspekte der Demenzdiagnostik und die Versorgung der Kranken.« (Deutsches Ärzteblatt)

Mabuse-Verlag

Postfach 900647 b · 60446 Frankfurt am Main
Tel.: 069 – 70 79 96-16 · Fax: 069 – 70 41 52
info@mabuse-verlag.de · www.mabuse-verlag.de

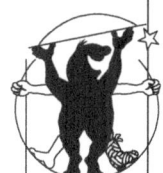

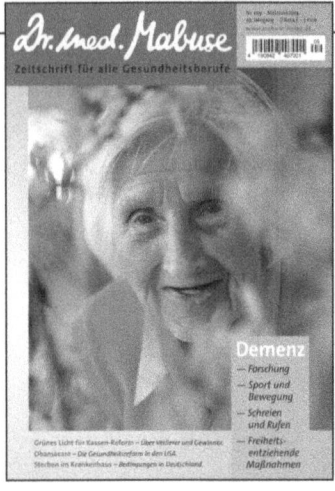
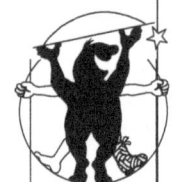